ENTRENA DE MANERA PRODUCTIVA

FITNESS 101

CÓMO OPTIMIZAR TU ESTADO FÍSICO

Haz Que tu Cuerpo Trabaje Para ti

EDWARD D. ANDREWS

FITNESS 101

CÓMO OPTIMIZAR TU ESTADO FÍSICO

Haz Que Tu Cuerpo Trabaje Para Ti

Edward D. Andrews

BookMark Press

Cambridge, Ohio

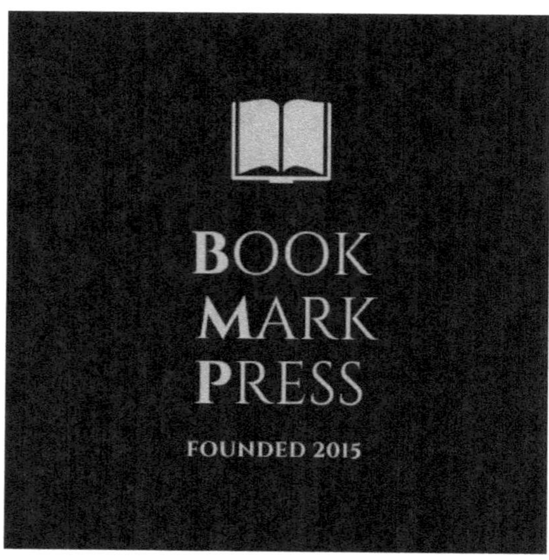

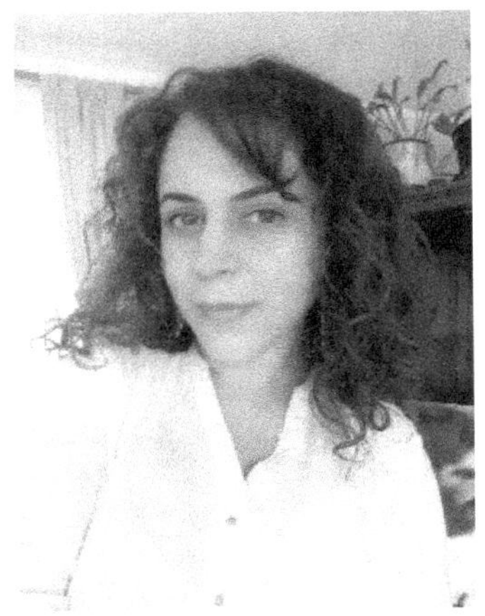

Traducido por Pamela Navarrete Andrews

Tabla de Contenido

Descripción del libro

"FITNESS 101 CÓMO OPTIMIZAR TU ESTADO FÍSICO: Haz Que Tu Cuerpo Trabaje Para Ti" es una guía completa para lograr y mantener un estilo de vida saludable y en forma. Con este libro, aprenderás los fundamentos del ejercicio, la nutrición y los cambios en el estilo de vida que pueden ayudarte a lograr tus objetivos de fitness.

Este libro comienza con una descripción general del cuerpo humano, su anatomía y fisiología básica. Aprenderás cómo identificar tu tipo de cuerpo y establecer objetivos de fitness realistas. El libro también aborda los diferentes tipos de ejercicios, incluyendo ejercicios cardiovasculares, el entrenamiento de fuerza y los ejercicios de flexibilidad y movilidad.

Además del ejercicio, "FITNESS 101 CÓMO OPTIMIZAR TU ESTADO FÍSICO" también aborda la importancia de la nutrición y la dieta. Aprenderás sobre los macro y micronutrientes que tu cuerpo necesita, y cómo planificar y preparar comidas saludables.

Este libro también proporciona estrategias para superar las barreras comunes para la actividad física y mantener la motivación y consistencia en tu trayecto de acondicionamiento físico. Aprenderás a monitorear y medir tu progreso, ajustar tu plan y crear un sistema de apoyo para ayudarte a mantenerte en el camino correcto.

Con la ayuda del libro "FITNESS 101 CÓMO OPTIMIZAR TU ESTADO FÍSICO", desarrollarás un plan de fitness sostenible que puedas mantener de por vida. Este libro te ayudará a prevenir lesiones y alcanzar la salud y el bienestar a largo plazo. Ya seas principiante o un entusiasta del fitness experimentado, este libro es la guía definitiva para gestionar tu estado físico y hacer que tu cuerpo funcione para ti.

INTRODUCCIÓN ¿Realmente necesitas Hacer Ejercicio?

¡Bienvenido a "FITNESS 101 CÓMO OPTIMIZAR TU ESTADO FÍSICO: Haz Que Tu Cuerpo Trabaje Para Ti "!

Mantener un estilo de vida saludable y en forma es una de las cosas más importantes que puedes hacer para tu salud y bienestar en general. Sin embargo, con tanta información y opciones disponibles, puede resultar abrumador determinar por dónde empezar.

El propósito de este libro es brindarte una guía integral para lograr y mantener un estilo de vida saludable y en forma. Este libro está diseñado para simplificar el proceso y brindarte una guía clara, concisa y fácil de seguir.

En este libro, aprenderás acerca de la anatomía y fisiología básica del cuerpo humano, cómo identificar tu tipo de cuerpo y establecer metas realistas de fitness. También conocerás diferentes tipos de ejercicios, incluyendo ejercicios cardiovasculares, de entrenamiento de fuerza y de flexibilidad y movilidad. El libro aborda la importancia de la nutrición y la dieta, la planificación y preparación de comidas, y cómo tomar decisiones saludables.

Además, este libro ofrece estrategias para superar las barreras comunes para el fitness, mantener la motivación y la consistencia, y cómo monitorear y medir tu progreso. También aprenderás cómo desarrollar un plan de fitness sostenible que puedas mantener de por vida.

El objetivo de este libro es proporcionarte el conocimiento y las herramientas que necesitas para tomar control de tu salud y bienestar. Ya seas un principiante o un entusiasta experimentado del fitness, este libro tiene algo para todos.

Entonces, ¡comencemos el camino hacia una vida más saludable y feliz!

CAPÍTULO 1 Seguridad en el Gimnasio y Cuidado del Equipo

I. Importancia de la Seguridad en el Gimnasio

La seguridad en el gimnasio es de suma importancia. Hacer actividad física tiene muchos beneficios para nuestra salud, pero si se realiza de forma inadecuada o sin tomar precauciones, también puede derivar en lesiones que pueden interrumpir nuestro progreso y causar daños a largo plazo. Aquí hay algunas razones por las que la seguridad en el gimnasio es crucial:

1. **Prevención de lesiones**: Prevenir lesiones: Una de las razones más importantes para la seguridad en el gimnasio es prevenir lesiones. Lesiones como esguinces, distensiones, fracturas y luxaciones pueden ocurrir si los ejercicios se realizan con una técnica o forma incorrecta. Incluso lesiones menores pueden causar dolor, molestias y limitación en la movilidad, lo que puede interrumpir tu rutina de fitness y, en algunos casos, requerir atención médica.

2. **Salud a largo plazo**: El ejercicio es un componente importante de un estilo de vida saludable, pero es crucial hacerlo de manera segura para evitar daños a largo plazo en tu cuerpo. Las lesiones por sobreuso, como la tendinitis, pueden ocurrir cuando te esfuerzas demasiado o no permites suficiente tiempo de descanso y recuperación. La tensión repetida en tus articulaciones y músculos también puede llevar a dolor crónico, artritis y otras condiciones que pueden afectar tu calidad de vida.

3. **Progreso eficiente**: Cuando haces ejercicio de manera segura, también puedes avanzar de manera más eficiente hacia tus objetivos de fitness. La forma y técnica correctas pueden dirigirse a los músculos adecuados y asegurarse de que estás obteniendo el máximo beneficio de cada ejercicio. Además, el

descanso y la recuperación adecuados pueden permitir que tu cuerpo se cure y se fortalezca, lo que puede llevar a un progreso más rápido con el tiempo.

4. **Experiencia positiva en el gimnasio**: La seguridad en el gimnasio también es importante para crear una experiencia positiva. Cuando te sientes seguro y cómodo en el gimnasio, es más probable que disfrutes de tus entrenamientos y sigas tu rutina de fitness. Por otro lado, las lesiones y las molestias pueden hacerte sentir desanimado, frustrado e incluso pueden llevarte a dejar de hacer ejercicio por completo. Es fundamental mantener un ambiente seguro y agradable para fomentar la consistencia en tu rutina de ejercicios.

En conclusión, la seguridad en el gimnasio es fundamental para prevenir lesiones, proteger tu salud a largo plazo, lograr un progreso eficiente hacia tus objetivos de acondicionamiento físico y garantizar una experiencia positiva en el gimnasio. Prioriza siempre la seguridad mediante el uso de la forma y la técnica adecuadas, permitiendo suficiente descanso y tiempo de recuperación, y buscando la orientación de un profesional de fitness calificado cuando sea necesario.

Beneficios del Ejercicio Seguro

El ejercicio seguro proporciona muchos beneficios para nuestro bienestar físico, mental y emocional. Estos son algunos de los beneficios clave del ejercicio seguro:

1. **Prevención de Lesiones**: El ejercicio seguro reduce el riesgo de lesiones al asegurar una técnica y forma adecuadas, utilizar el equipo apropiado y permitir un tiempo adecuado de descanso y recuperación. Esto significa que puedes evitar el dolor, la incomodidad y el daño a largo plazo en tu cuerpo.

2. **Salud Física Mejorada**: El ejercicio seguro y regular puede conducir a una salud física mejorada de muchas maneras. Puede ayudarte a mantener un peso saludable, reducir el riesgo de enfermedades crónicas como diabetes, enfermedades

cardíacas y cáncer, mejorar tu salud cardiovascular, fortalecer tus huesos y músculos y mejorar tu estado físico general.

3. **Beneficios Para la Salud Mental**: Se ha demostrado que el ejercicio tiene numerosos beneficios para la salud mental, incluida la reducción del estrés y la ansiedad, la mejora del estado de ánimo y el aumento de la autoestima. El ejercicio seguro puede ayudarte a obtener estos beneficios sin la preocupación adicional de las lesiones u otras preocupaciones de seguridad.

4. **Mejora del Sueño**: El ejercicio seguro también puede mejorar la calidad de tu sueño, ayudándote a sentirte más descansado y renovado. Esto se debe a que se ha demostrado que el ejercicio regula tu ritmo circadiano, el reloj interno que regula tu ciclo de sueño y vigilia.

5. **Mayor Energía**: El ejercicio seguro también puede ayudarte a sentirte más enérgico durante el día al aumentar tu metabolismo, incrementar el flujo sanguíneo y liberar endorfinas, las hormonas "bienestar" que pueden ayudarte a sentirte más alerta y concentrado.

6. **Beneficios Para la Salud a Largo Plazo**: El ejercicio seguro también puede proporcionar beneficios de salud a largo plazo, como una mejor movilidad, una mayor esperanza de vida y una mejor calidad de vida en tus últimos años.

En conclusión, el ejercicio seguro proporciona muchos beneficios para nuestro bienestar físico, mental y emocional. Al priorizar la seguridad en tus entrenamientos, puedes reducir el riesgo de lesiones y disfrutar de todos los beneficios que ofrece el ejercicio regular.

Lesiones Comunes en el Gimnasio

Hay una variedad de lesiones que pueden ocurrir en el gimnasio, particularmente si los ejercicios se realizan con una técnica incorrecta, demasiado peso o calentamiento inadecuado. Aquí hay algunos ejemplos de lesiones comunes en el gimnasio:

1. **Distensiones y Esguinces**: Las distensiones y los esguinces son lesiones comunes que pueden ocurrir cuando los músculos o ligamentos se estiran demasiado o se tuercen. Estas lesiones pueden suceder en cualquier parte del cuerpo, pero son más comunes en las piernas, la espalda y los hombros. Pueden ser causados por movimientos bruscos, una técnica inadecuada o el uso de demasiado peso.

2. **Tendinitis**: La tendinitis es la inflamación de los tendones, que son las cuerdas gruesas que unen los músculos a los huesos. Esta condición puede ocurrir en cualquier parte del cuerpo, pero es más común en los codos, los hombros y las rodillas. La tendinitis puede ser causada por movimientos repetitivos, uso excesivo de un músculo o técnica inadecuada.

3. **Lesiones en las Articulaciones**: Las lesiones en las articulaciones pueden ocurrir cuando las articulaciones se someten a demasiado estrés o presión. Esto puede provocar inflamación, dolor y movilidad limitada. Las lesiones articulares comunes en el gimnasio incluyen dislocaciones, esguinces y daños en el cartílago.

4. **Fracturas**: Las fracturas son roturas en los huesos y pueden ocurrir en cualquier parte del cuerpo. Pueden ser causados por usar demasiado peso o por caerse mientras se realizan ejercicios como el levantamiento de pesas.

5. **Dolor Lumbar**: El dolor lumbar es una queja común entre las personas que hacen ejercicio. Puede ser causado por una variedad de factores, incluyendo una técnica inadecuada, músculos débiles y el uso excesivo.

6. **Lesiones del Manguito Rotador**: El manguito rotador es un grupo de músculos y tendones que estabilizan la articulación del hombro. Las lesiones del manguito de los rotadores pueden ocurrir cuando los músculos o los tendones se tensan o se desgarran. Son comunes en personas que realizan ejercicios que implican movimientos por encima de la cabeza, como levantamiento de pesas o natación.

En conclusión, existen una variedad de lesiones que pueden ocurrir en el gimnasio. La mejor manera de prevenir estas lesiones es hacer ejercicio de manera segura, utilizar una técnica y forma adecuadas, y aumentar gradualmente el peso e intensidad con el tiempo. También es importante calentar adecuadamente antes de hacer ejercicio y buscar atención médica si experimentas algún dolor o molestia.

Consejos Para Prevenir Lesiones

La prevención de lesiones en el gimnasio es esencial para garantizar que puedas continuar progresando hacia sus objetivos de acondicionamiento físico. Aquí hay algunos consejos para ayudar a prevenir lesiones durante el ejercicio:

1. **Calentamiento y Enfriamiento**: Antes de hacer ejercicio, tómate el tiempo necesario para calentar adecuadamente con algo de cardio ligero y estiramientos dinámicos. Esto ayuda a aumentar el flujo sanguíneo en los músculos y los prepara para el entrenamiento que viene. Después de hacer ejercicio, realiza un enfriamiento con estiramientos estáticos para ayudar a que tus músculos se recuperen.

2. **Utiliza una Postura y Técnica Adecuadas**: Usar una postura y técnica adecuadas es esencial para prevenir lesiones en el gimnasio. Asegúrate de entender cómo realizar cada ejercicio correctamente antes de intentarlo. Utiliza pesos más ligeros hasta que hayas dominado la técnica y solo aumenta el peso una vez que te sientas cómodo con el movimiento.

3. **Comienza Despacio y Aumenta Gradualmente la Intensidad**: Comienza con pesos más ligeros y aumenta gradualmente la intensidad con el tiempo. Esto ayuda a garantizar que tus músculos y articulaciones estén preparados para el estrés adicional y reducir el riesgo de lesiones.

4. **Escucha a tu Cuerpo**: Preste atención a tu cuerpo y escucha cualquier dolor o molestia que puedas experimentar. Si siente algún dolor o molestia, detenga el ejercicio y busque atención médica si es necesario.

5. **Utiliza el Equipo Correcto**: Utiliza siempre el equipo correcto y verifica que esté en buen estado. El equipo desgastado o dañado puede ser peligroso y aumentar el riesgo de lesiones.

6. **Hidratar**: Una hidratación adecuada es fundamental para prevenir la deshidratación y calambres musculares, que pueden aumentar el riesgo de lesiones. Bebe mucha agua antes, durante y después de su entrenamiento.

7. **Descansa y Recupérate lo Suficiente**: El descanso y la recuperación son esenciales para prevenir lesiones. Asegúrese de dormir lo suficiente y permita que sus músculos se recuperen entre los entrenamientos.

En conclusión, prevenir lesiones en el gimnasio requiere una combinación de una técnica adecuada, progresión gradual y atención a las señales de tu cuerpo. La incorporación de estos consejos en tu rutina de ejercicios puede ayudarte a mantenerte seguro y libre de lesiones mientras avanzas hacia tus objetivos.

II. Pautas de Seguridad en el Gimnasio

Las pautas de seguridad en los gimnasios son cruciales para garantizar la seguridad de todos los asistentes al gimnasio. Seguir estas pautas puede prevenir accidentes y lesiones que pueden ocurrir durante los entrenamientos. Estas pautas a menudo incluyen reglas básicas como:

1. **Calentamiento antes de comenzar su entrenamiento**: El calentamiento es importante para preparar tu cuerpo para el entrenamiento, aumentar la flexibilidad y prevenir lesiones.

2. **Utilizar la postura y la técnica adecuadas**: Utilizar la postura y la técnica adecuadas: Es esencial utilizar la postura y la técnica adecuadas durante los ejercicios para prevenir lesiones y obtener el máximo provecho de tu entrenamiento.

3. **Utilizar el peso adecuado**: Usar el peso adecuado según tu nivel de condición física y fuerza es importante para prevenir lesiones y obtener el máximo provecho de tu entrenamiento.

4. **Usar vestimenta adecuada para hacer ejercicio**: La vestimenta adecuada para hacer ejercicio puede prevenir lesiones, brindar comodidad y permitir movimientos libres durante los ejercicios.

5. **Mantenerse hidratado**: Beber agua durante y después de tu entrenamiento puede prevenir la deshidratación y enfermedades relacionadas con el calor.

6. **Utilizar el equipo de gimnasio correctamente**: Utilizar el equipo de gimnasio correctamente: Comprender cómo utilizar el equipo de gimnasio de manera adecuada y segura es fundamental para prevenir lesiones y aprovechar al máximo tu entrenamiento.

7. **Toma descansos según sea necesario**: Tomar descansos durante tu entrenamiento puede prevenir la fatiga y reducir el riesgo de lesiones.

Al seguir estas pautas, puedes crear un entorno de entrenamiento seguro y minimizar el riesgo de lesiones, asegurándote de que puedes continuar disfrutando de tus entrenamientos y ver el progreso en tus objetivos fitness.

Antes de Comenzar: Evaluación Previa al Ejercicio

Antes de comenzar cualquier programa de ejercicios, es importante someterse a una evaluación previa al ejercicio. Esta evaluación ayudará a identificar cualquier riesgo o limitación potencial que deba abordarse antes de comenzar una nueva rutina de ejercicios.

El proceso de evaluación generalmente implica llenar un cuestionario de historial médico y someterse a una evaluación física para determinar el nivel actual de condición física y cualquier condición médica subyacente que pueda afectar el rendimiento en el ejercicio. Según los resultados de la evaluación, un profesional de fitness puede proporcionar recomendaciones para tipos de ejercicio adecuados, niveles de intensidad y modificaciones según sea necesario.

La evaluación previa al ejercicio es importante porque ayuda a las personas a hacer ejercicio de manera segura y efectiva. También puede ayudar a prevenir lesiones y evitar la exacerbación de cualquier condición médica existente. Al identificar cualquier riesgo o limitación potencial, la persona puede trabajar con un profesional del fitness para desarrollar un programa de ejercicios que sea seguro, efectivo y que se adapte a tus necesidades y objetivos específicos.

Calentamiento y Enfriamiento

El calentamiento y el enfriamiento son partes importantes de cualquier rutina de ejercicios. El calentamiento implica hacer ejercicios o movimientos ligeros para aumentar gradualmente la frecuencia cardíaca, el flujo sanguíneo y la temperatura corporal antes de realizar ejercicios más intensos. El propósito del calentamiento es preparar tu cuerpo para el entrenamiento que se avecina y reducir el riesgo de lesiones.

Un buen calentamiento debe durar entre 5 y 10 minutos e incluir movimientos que trabajen los músculos que utilizarás durante tu entrenamiento. Por ejemplo, si vas a hacer sentadillas, podrías calentar haciendo algunas sentadillas con el peso corporal, estocadas o movimientos de piernas. Si vas a realizar ejercicios para la parte superior del cuerpo, podrías calentar con algunos círculos de hombros, círculos de brazos o flexiones.

El enfriamiento, por otro lado, implica hacer ejercicios o movimientos ligeros para disminuir gradualmente la frecuencia cardíaca, el flujo sanguíneo y la temperatura corporal después de completar el entrenamiento. El propósito de enfriarse es hacer que su cuerpo regrese gradualmente a su estado de reposo y evitar que la sangre se acumule en sus extremidades.

Un buen enfriamiento también debe durar entre 5 y 10 minutos e incluir movimientos que trabajen los músculos que utilizaste durante tu entrenamiento. Por ejemplo, si hiciste un entrenamiento de piernas, podrías enfriarte caminando suavemente, estirándote o utilizando un rodillo de espuma para ayudar a prevenir el dolor muscular.

El calentamiento y el enfriamiento son importantes porque ayudan a prevenir lesiones, reducir el dolor muscular y mejorar el rendimiento general. Al tomarte el tiempo para calentar y enfriarte adecuadamente, puedes aprovechar al máximo tu entrenamiento y mantenerte saludable y libre de lesiones.

Técnica y Postura Adecuadas

La técnica y postura adecuadas son componentes cruciales de un entrenamiento de fuerza seguro y eficaz. El uso de la técnica adecuada ayuda a prevenir lesiones y maximiza la eficacia del ejercicio. Al realizar un ejercicio, es importante mantener la alineación adecuada, involucrar los grupos de músculos correctos y moverse a través de un rango completo de movimiento.

Para mantener la alineación adecuada, es importante mantener la columna neutral y evitar torcer o doblar la espalda en exceso. Las rodillas también deben estar alineadas con los dedos de los pies y no extenderse más allá de los dedos de los pies durante ejercicios como sentadillas y estocadas. Además, es importante mantener una postura adecuada manteniendo los hombros hacia abajo y hacia atrás y evitando redondearlos.

Para involucrar los grupos musculares correctos, es importante concentrarse en el músculo que se está trabajando y evitar compensar con otros grupos musculares. Por ejemplo, durante un curl de bíceps, la atención debe centrarse en contraer el músculo del bíceps en lugar de utilizar el impulso u otros músculos para levantar el peso.

Moverse a través de un rango completo de movimiento es importante para desarrollar flexibilidad y movilidad, así como para maximizar la efectividad del ejercicio. Es importante evitar acortar o limitar el rango de movimiento con el fin de levantar pesos más pesados o realizar más repeticiones.

La técnica y postura adecuadas deben aprenderse de un entrenador cualificado o de fuentes confiables, como libros de fitness o recursos en línea. Es importante comenzar con pesos más ligeros y aumentar gradualmente el peso a medida que mejora la forma y la técnica.

Técnicas de Respiración

Las técnicas de respiración son un aspecto importante del ejercicio que puede afectar su rendimiento, seguridad y salud en general. La respiración adecuada puede ayudarlo a generar más energía, mantener el control y aumentar el suministro de oxígeno a los músculos, lo que puede mejorar su resistencia y prevenir la fatiga.

Durante los ejercicios de entrenamiento de resistencia como el levantamiento de pesas, es importante exhalar durante la fase concéntrica (fase de elevación o contracción) e inhalar durante la fase excéntrica (fase de descenso o alargamiento) del movimiento. Por ejemplo, durante una flexión de bíceps, debe exhalar mientras levanta el peso hacia su hombro e inhalar mientras baja el peso hacia abajo.

Para los ejercicios cardiovasculares como correr, andar en bicicleta o nadar, es importante establecer un patrón de respiración rítmica para regular la frecuencia cardíaca y el consumo de oxígeno. Por lo general, esto implica inhalar durante 2 o 3 pasos o brazadas y exhalar durante 2 o 3 pasos o brazadas.

La respiración adecuada también puede ayudarlo a prevenir lesiones y mantener una postura adecuada. Por ejemplo, inhalar profundamente antes de levantar un peso pesado puede ayudarlo a mantener una columna neutral y fortalecer los músculos centrales para evitar lesiones en la espalda.

En general, las técnicas de respiración adecuadas pueden ayudarlo a optimizar el rendimiento de su entrenamiento, prevenir lesiones y mejorar su condición física y su salud en general.

Descanso Entre Series

Descansar entre series es un factor importante para lograr tus objetivos cuando se trata de levantamiento de pesas. La cantidad de tiempo de descanso que necesitas entre series puede variar según tus objetivos.

Desarrollar músculo: Cuando se trata de desarrollar músculo, es importante descansar lo suficiente para permitir que los músculos se recuperen y reparen. Por lo general, esto significa tomar **2 minutos** de descanso entre series para asegurarse de tener suficiente energía para levantar pesos pesados y realizar la cantidad necesaria de repeticiones para estimular el crecimiento muscular.

Aumento de la resistencia: Para aquellos que se centran en aumentar la resistencia, se recomiendan períodos de descanso más cortos. Esto ayudará a aumentar tu ritmo cardíaco y a mantener tu cuerpo trabajando más duro durante períodos de tiempo más prolongados. Descansar de **30 a 60 segundos** entre series puede ser una estrategia efectiva para aumentar la resistencia.

Quema de grasa: Para maximizar la quema de calorías y la pérdida de grasa durante el levantamiento de pesas, se recomienda mantener los períodos de descanso al mínimo. Descansar durante **30 segundos o menos** entre series puede ayudar a mantener el ritmo cardíaco elevado y que el cuerpo queme calorías.

Mejorar la densidad ósea: Cuando se trabaja para mejorar la densidad ósea, es importante tomarse suficiente tiempo entre series para permitir que los huesos se recuperen. Esto generalmente significa descansar durante 2 minutos entre series.

Rehabilitación de lesiones: Al recuperarse de lesiones, los períodos de descanso deben ajustarse para adaptarse al proceso de curación del cuerpo. Los períodos de descanso pueden ser más cortos o más largos según el tipo y la gravedad de la lesión.

En general, es importante escuchar a tu cuerpo y ajustar tus períodos de descanso según sea necesario para lograr tus objetivos y prevenir lesiones. El descanso adecuado entre series puede ayudar a mejorar el rendimiento y hacer que tus entrenamientos sean más efectivos.

Hidratación

Mantenerse hidratado es increíblemente importante durante el ejercicio y la actividad física. Cuando haces ejercicio, la temperatura de tu cuerpo aumenta y sudas, lo que puede hacer que pierdas agua y electrolitos. Es importante reponer estos líquidos para evitar la deshidratación, que puede provocar un rendimiento reducido, calambres musculares e incluso agotamiento por calor o insolación en casos extremos.

La hidratación adecuada también ayuda a lubricar las articulaciones y a mantener un flujo sanguíneo saludable en los músculos, lo cual es crucial para un rendimiento y una recuperación óptimos. Además, mantenerse hidratado puede ayudar a regular la temperatura corporal, lo cual es especialmente importante durante el ejercicio intenso o prolongado.

Para garantizar una hidratación adecuada, se recomienda beber agua antes, durante y después del ejercicio. La cantidad de agua que necesita depende de una variedad de factores, como el tamaño de su cuerpo, la intensidad de su ejercicio y la temperatura y la humedad de su entorno. Como pauta general, intenta beber al menos 8-10 vasos de agua por día y aumente esta cantidad durante el ejercicio. También es importante escuchar a tu cuerpo y beber cuando tengas sed, ya que la sed es una señal de que tu cuerpo necesita más líquidos.

III. Etiqueta en el gimnasio

La etiqueta en el gimnasio se refiere al código de conducta y modales esperados que se deben seguir mientras se hace ejercicio en un gimnasio. Seguir la etiqueta en el gimnasio es importante porque ayuda a crear un ambiente positivo y seguro para que todos puedan hacer ejercicio. Aquí tienes algunos ejemplos de etiqueta en el gimnasio:

1. **Limpia después de usarlo**: Siempre limpie tu equipo y pesas después de usarlos. Esto incluye limpiar las máquinas y guardar las pesas.

2. **Comparte el equipo**: Sé considerado con los demás asistentes al gimnasio y comparte el equipo cuando sea necesario. No acapares una máquina o un banco durante un período prolongado de tiempo.

3. **Usa ropa adecuada**: Usa ropa de ejercicio y calzado apropiados. Evita usar cualquier cosa que pueda ser ofensiva o insegura, como chanclas o sandalias.

4. **Usa auriculares**: Cuando escuches música u otro audio, utiliza auriculares en lugar de reproducirlo en voz alta. No todos pueden disfrutar del mismo tipo de música o nivel de volumen que tú.

5. **Respeta el espacio personal**: Brinda a los demás suficiente espacio para hacer ejercicio cómodamente, especialmente durante las horas más concurridas. Evita aglomeraciones u obstruir el espacio de los demás.

6. **No interrumpas a los demás**: Evita interrumpir a alguien que esté en medio de su entrenamiento o descansando entre series. Espera el momento adecuado para acercarte a ellos.

7. **Respeta a los demás**: Sé respetuoso con todos en el gimnasio, incluido el personal y otros asistentes al gimnasio. Evita hacer comentarios despectivos o participar en cualquier otro comportamiento inapropiado.

Al seguir la etiqueta en el gimnasio, puedes ayudar a crear un entorno positivo y seguro para que todos puedan hacer ejercicio.

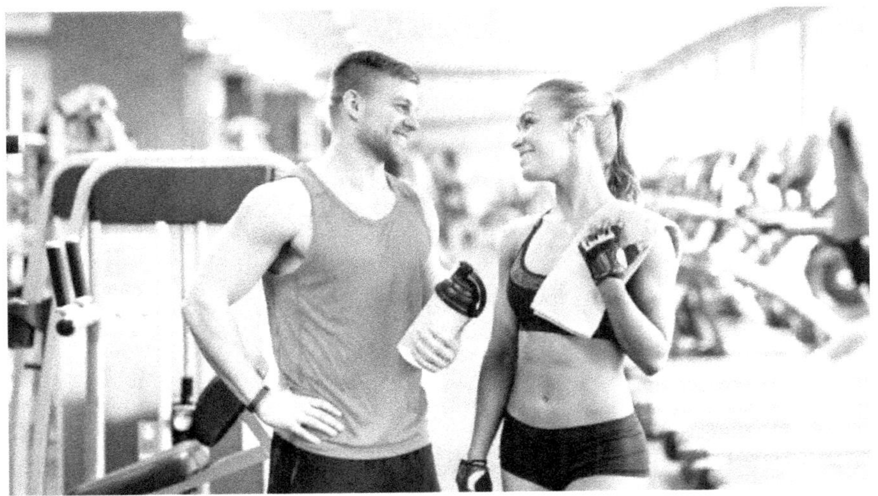

No coquetear en el gimnasio.

Ser Respetuoso con los Demás

Ser respetuoso con los demás en el gimnasio es un aspecto importante de la etiqueta en el gimnasio. Implica mostrar consideración por los demás, incluido su espacio personal, equipo y tiempo.

El gimnasio es un lugar donde la gente va a hacer ejercicio y trabajar para alcanzar sus objetivos de fitness. Como tal, es importante ser respetuoso con los demás asistentes al minimizar las distracciones y concentrarte en tu propio entrenamiento.

Tomar selfies, estar de pie conversando, coquetear con otros, enviar mensajes de texto a amigos y ver videos en tu teléfono son actividades que pueden distraer a los demás e interrumpir su entrenamiento. Estas acciones también muestran una falta de respeto por el gimnasio como lugar de ejercicio y pueden ser percibidas como una pérdida de tiempo y recursos para otros miembros que pagan.

Es importante recordar que todos en el gimnasio tienen objetivos y motivaciones diferentes, y se debe respetar su tiempo allí. Si necesitas tomar un descanso o revisar tu teléfono, aléjate del equipo y busca un área designada donde no molestes a los demás.

Al ser consciente de tus acciones y cómo afectan a los demás, puedes crear un ambiente positivo y respetuoso en el gimnasio que permita a todos concentrarse en sus objetivos fitness.

Mantén tu Celular Apagado o en Silencio

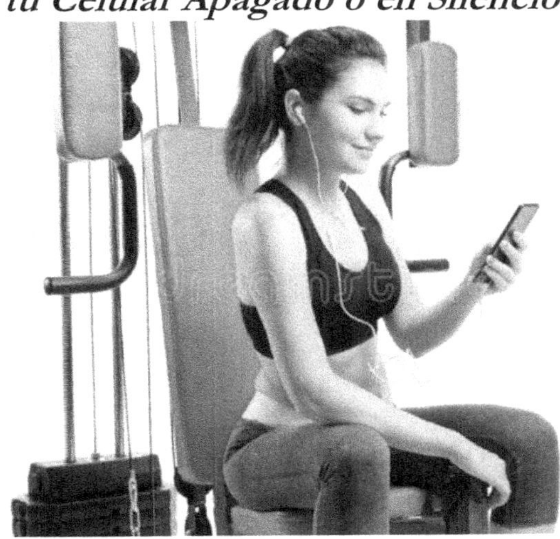

Mantén tu celular apagado o en silencio es una parte importante de la etiqueta en el gimnasio. Cuando estás en el gimnasio, tu enfoque debe estar en tu entrenamiento y en alcanzar tus objetivos de fitness. Usar tu teléfono para hacer llamadas, enviar mensajes de texto o navegar en redes sociales puede resultar distractor no solo para ti, sino también para los demás a tu alrededor que están tratando de concentrarse en sus entrenamientos.

Además, usar tu teléfono en el gimnasio también puede ser peligroso, especialmente si lo estás utilizando mientras realizas ejercicios que requieren toda tu atención y concentración. Es importante estar presente y consciente de tu entorno para evitar accidentes o lesiones.

Si debes usar tu teléfono en el gimnasio, asegúrate de mantenerlo en modo silencio y limita su uso a propósitos esenciales, como el seguimiento de tus entrenamientos o la reproducción de música. Además, se recomienda alejarse del equipo o área de entrenamiento para no interferir en los entrenamientos de los demás. Recuerda que estás allí para trabajar en tu condición física, no para socializar o navegar en tu teléfono.

No Mires fijamente a los Demás

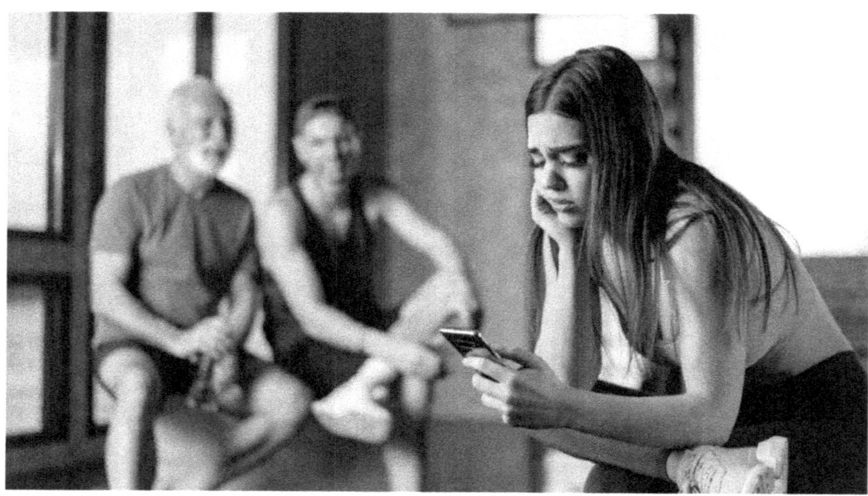

Es importante respetar la privacidad y el espacio personal de otras personas en el gimnasio. Mirar a los demás mientras hacen ejercicio puede hacer que se sientan incómodos y cohibidos. Además, puede distraer y perturbar su entrenamiento.

En lugar de mirar fijamente, intenta concentrarte en tu propio entrenamiento o busca un compañero de entrenamiento. Si necesitas hacerle una pregunta a alguien o necesitas ayuda con un equipo, acércate cortésmente y pregúntale si puede ayudarte. Recuerda ser siempre respetuoso y considerado con los demás en el gimnasio.

Compartir Equipo

Compartir el equipo es un aspecto importante de la etiqueta en el gimnasio, ya que ayuda a garantizar que todos tengan acceso al equipo que necesitan para completar su entrenamiento. Es importante ser consciente de cuánto tiempo estás utilizando un equipo y permitir que otros lo utilicen cuando hayas terminado.

Si alguien está esperando para usar un equipo que estás utilizando, es educado ofrecerles la posibilidad de trabajar junto contigo, lo que significa alternar series con ellos. Esto ayuda a mantener el flujo del entrenamiento para ambas personas y evita que una persona monopolice el equipo durante un período prolongado.

Al compartir equipo, es importante ser respetuoso con el entrenamiento de la otra persona y no interrumpir su rutina. Esto significa no interrumpirlos ni entablar una conversación a menos que ellos la inicien. También es importante ajustar el peso o la configuración del equipo a su configuración original cuando hayas terminado.

En general, compartir equipo es un aspecto simple pero importante de la etiqueta en el gimnasio que puede ayudar a hacer del gimnasio un ambiente más acogedor e inclusivo para todos.

Limpieza de Equipos Después de su Uso

La limpieza de los equipos después de su uso es un aspecto importante de la etiqueta y seguridad en el gimnasio. Cuando utilizas equipos, sudas, lo que puede dejar bacterias y gérmenes en la superficie del equipo. Esto puede representar un riesgo para la siguiente persona que lo use. Para prevenir la propagación de gérmenes y bacterias, es crucial limpiar el equipo después de su uso.

La mayoría de los gimnasios proporcionan estaciones de limpieza con aerosol desinfectante y toallitas, lo que facilita la limpieza del equipo. Al limpiar el equipo, asegúrate de rociar o limpiar todas las superficies que estuvieron en contacto con tu cuerpo, incluyendo manijas, asientos y barras. Además, asegúrate de permitir que el desinfectante se seque antes de usar el equipo nuevamente.

Al limpiar el equipo después de su uso, estás mostrando respeto hacia otros miembros del gimnasio y ayudando a mantener un ambiente limpio y saludable para todos.

Informes de Equipos Rotos o Dañados

Informar sobre equipos rotos o dañados es importante tanto para tu seguridad como para la de los demás en el gimnasio. Los equipos rotos o que funcionan mal pueden causar lesiones o daños a la propiedad, y es responsabilidad de los miembros del gimnasio informar cualquier problema lo antes posible.

Si notas que algún equipo no funciona correctamente, notifica de inmediato a un miembro del personal del gimnasio o a un asistente de recepción. Ellos mismos se encargarán del problema o llamarán al personal de mantenimiento para reparar el equipo.

También es una buena idea evitar usar cualquier equipo que parezca dañado o roto hasta que haya sido reparado o reemplazado. No solo puede causar lesiones a ti mismo o a otros, sino que también puede provocar un mayor deterioro del equipo.

En general, reportar equipos rotos o dañados es un paso simple pero crucial para mantener un ambiente de gimnasio seguro y funcional para que todos lo usen.

IV. Cuidado de los Equipos

Cuidar los equipos del gimnasio es importante para garantizar su longevidad y mantener su seguridad para los usuarios. Aquí hay algunas maneras de cuidar el equipo del gimnasio:

1. **Sigue las instrucciones**: Antes de usar cualquier equipo, asegúrate de leer las instrucciones y seguirlas cuidadosamente. Esto incluye configurar el equipo correctamente y usarlo de la manera adecuada.

2. **Usa el equipo correctamente**: Usar el equipo correctamente es esencial para evitar daños o lesiones. Evita el uso de pesas que sean demasiado pesadas o el uso de equipos de una manera no prevista.

3. **Usa colchonetas**: Si estás haciendo ejercicios en el suelo, utiliza colchonetas para evitar dañar el suelo y el equipo.

4. **No deje caer las pesas**: Dejar caer las pesas puede dañar el equipo e incluso lesionar a otros asistentes al gimnasio. Siempre baja las pesas suavemente y usa el peso adecuado para tu nivel de fuerza.

5. **Informa cualquier problema**: Si notas algún equipo roto o dañado, informa al personal del gimnasio de inmediato para que pueda ser reparado o reemplazado.

Al cuidar el equipo del gimnasio, puedes ayudar a garantizar que sea seguro para que todos lo usen y que dure mucho tiempo.

Entender el Funcionamiento del Equipo

Entender el funcionamiento del equipo es un aspecto importante de la etiqueta y la seguridad en el gimnasio. Antes de utilizar cualquier máquina o pesas, es fundamental leer las instrucciones sobre cómo usarlos adecuadamente. Esto ayudará a prevenir lesiones y evitar daños al equipo. Además, comprender el propósito de cada pieza de equipo garantizará que se utilice para su función prevista, lo que contribuirá a evitar accidentes y prolongar la vida útil del equipo.

Si no estás seguro de cómo usar un equipo en particular, se recomienda pedir ayuda a un miembro del personal del gimnasio o a un entrenador personal, ellos pueden ayudar a demostrar la técnica y postura adecuadas y garantizar que el equipo se utilice de manera segura y eficaz.

También es importante comprender la capacidad de peso del equipo, para no sobrecargarlo y causar daños o lesiones. El uso y mantenimiento adecuado del equipo no solo te mantiene seguro, sino que también garantiza que el equipo permanezca en buenas condiciones para que lo usen otros asistentes al gimnasio.

Uso y Mantenimiento Adecuados

El uso y mantenimiento adecuado del equipo de gimnasio es importante por varias razones.

En primer lugar, el uso correcto del equipo garantiza tu seguridad y reduce el riesgo de lesiones. También ayuda a prevenir daños al equipo, lo que puede hacerlo inseguro o inutilizable para otros.

El mantenimiento regular del equipo del gimnasio puede ayudar a prolongar su vida útil y mantenerlo funcionando correctamente. Esto incluye cosas como limpiar el equipo después de usarlo, verificar si hay piezas sueltas o dañadas y lubricar las piezas móviles.

También es importante utilizar el equipo de la forma en que fue diseñado para su uso. Esto significa seguir las instrucciones o pedir ayuda si no estás seguro de cómo usar un equipo en particular. El uso incorrecto del equipo no solo puede dañar el equipo, sino que también puede provocar lesiones.

En general, el uso y el mantenimiento adecuados de los equipos de gimnasio son esenciales para la seguridad, la funcionalidad y para garantizar que el equipo dure el mayor tiempo posible para que todos lo usen.

Trata el Equipo con Cuidado (si lo rompe, nadie puede usarlo)

Tratar los equipos de gimnasia con cuidado significa usarlos correctamente y evitar acciones que puedan causar daños. Es importante comprender que el equipo del gimnasio no es indestructible, y el mal uso puede provocar roturas, lo que puede incomodar a otros asistentes al gimnasio e incluso provocar lesiones.

Si rompes el equipo, no solo estás dañando potencialmente a otros, sino que también está limitando tu propia capacidad para usar el equipo en el futuro. Es importante recordar que el gimnasio es un espacio compartido y debes tratar el equipo con cuidado como si fuera tuyo.

Cuidar el equipo también es esencial para su longevidad y funcionamiento adecuado. Esto significa limpiar las máquinas después de su uso, devolver los pesos a su lugar adecuado y evitar un desgaste excesivo. Al cuidar el equipo, no solo muestras respeto hacia los demás, sino que también contribuyes a garantizar que esté disponible para su uso futuro.

No Dejes Caer Pesos en las Máquinas de Cable

Las máquinas de cables suelen estar equipadas con cables delicados y sistemas de poleas que pueden dañarse fácilmente si se les deja caer pesas. Dejar caer pesas en las máquinas de cables no solo puede dañar el equipo, sino que también puede ser peligroso para otros asistentes al gimnasio que pueden estar utilizando la máquina o de pie cerca de ella. Siempre es importante controlar las pesas y bajarlas suavemente después de completar una serie en una máquina de cables. Si no estás seguro de cómo usar correctamente una máquina de cables, se recomienda preguntar a un miembro del personal del gimnasio o a un entrenador personal para obtener orientación.

Beneficios del Cuidado del Equipo

El cuidado del equipo del gimnasio tiene muchos beneficios, entre ellos:

1. **Longevidad**: El cuidado y mantenimiento adecuados pueden extender la vida útil del equipo, lo que puede ahorrarle dinero al gimnasio a largo plazo al evitar reemplazos frecuentes.

2. **Seguridad**: El mantenimiento y las inspecciones periódicas pueden ayudar a identificar posibles riesgos de seguridad y evitar que ocurran accidentes.

3. **Rendimiento mejorado**: Cuando el equipo está bien mantenido, es menos probable que funcione mal o se averíe, lo que puede mejorar el rendimiento y reducir el tiempo de inactividad.

4. **Mayor cuidado en la higiene**: Llevar a cabo una limpieza adecuada y desinfección del equipo después de cada uso puede contribuir a evitar la propagación de gérmenes y bacterias, lo cual es especialmente relevante en un entorno de gimnasio compartido.

5. **Experiencia de usuario mejorada**: Cuando el equipo funciona correctamente, puede mejorar la experiencia del usuario y motivar a los miembros a seguir entrenando en el gimnasio para mantenerse en forma.

V. Equipos Comunes en el Gimnasio y Consejos de Seguridad

En general, es importante utilizar siempre la postura y la técnica adecuadas, comenzar con pesos o resistencias más ligeros y pedir ayuda a un miembro del personal del gimnasio si es necesario. Además, cuida siempre el equipo y respecta a las personas que te rodean para garantizar una experiencia de entrenamiento segura y agradable para todos.

Pesas Libres

Las pesas libres se usan comúnmente en el gimnasio para el entrenamiento de fuerza y el desarrollo muscular. Aquí hay algunos consejos de seguridad para tener en cuenta al usar pesas libres:

1. **Comienza con pesas más livianas**: Si eres nuevo en el levantamiento de pesas, comienza con pesas más livianas y aumenta gradualmente el peso a medida que mejora tu fuerza.

2. **Calentamiento**: Realiza siempre un calentamiento adecuado antes de comenzar tu entrenamiento. Esto ayudará a prevenir

3. **Busca un compañero**: Si estás levantando pesos pesados, es importante tener un compañero que te ayude en caso de que no puedas levantar el peso. Un compañero también puede ayudarte a mantener una postura adecuada.

4. **Usa la técnica adecuada**: La técnica adecuada es fundamental cuando se usan pesas libres para evitar lesiones, además usa movimientos controlados.

5. **Usa abrazaderas o collares**: Usa siempre abrazaderas para mantener las pesas en la barra y así evitar que se deslicen y causen lesiones.

6. **No dejes caer las pesas**: La caída de pesas puede dañar el equipo o causarte lesiones o a otras personas. Siempre controla el peso a medida que lo bajas al suelo.

7. **Guarda las pesas**: Después de terminar de usar las pesas, vuelve a colocarlas en su lugar. Dejar pesas en el suelo puede ser peligroso para otros asistentes al gimnasio.

Al seguir estos consejos de seguridad, puedes usar pesas libres de manera segura y efectiva para desarrollar fuerza y músculo.

Máquinas de Pesas

Las máquinas de pesas son otro tipo común de equipo de gimnasio que puede ayudar con el entrenamiento de fuerza y el estado físico general. Aquí hay algunos consejos de seguridad para tener en cuenta al usar máquinas de pesas:

1. **Ajusta la configuración**: Antes de usar una máquina de pesas, asegúrate de ajustar la configuración para el tamaño de tu cuerpo y tu nivel de condición física. Esto incluye la altura del asiento, el ángulo del respaldo y la selección de peso.

2. **Sigue las instrucciones**: Las máquinas de pesas a menudo vienen con instrucciones o diagramas que muestran cómo usar la máquina de manera segura y efectiva. Asegúrate de leer y seguir estas instrucciones cuidadosamente.

3. **Mantén la postura adecuada**: Al igual que con las pesas libres, es importante mantener una postura adecuada cuando uses máquinas de pesas. Mantén la espalda recta, los pies firmemente apoyados en el suelo y mueve el peso de manera controlada.

4. **Evita los movimientos bruscos**: Evita movimientos bruscos o repentinos al usar máquinas de pesas, ya que esto puede aumentar el riesgo de lesiones.

5. **Busca un compañero o un observador**: Si estás usando una máquina de pesas que requiere un peso pesado o implica levantarla por encima de tu cabeza, es una buena idea tener un compañero o un observador presente por seguridad.

6. **Limpia y da mantenimiento a la máquina**: Después de utilizar una máquina de pesas, pásale una toallita desinfectante para prevenir la propagación de gérmenes. Además, informa al

personal del gimnasio sobre cualquier equipo que esté roto o dañado para asegurar que sea reparado o reemplazado de manera oportuna.

Al seguir estos consejos de seguridad, puedes usar máquinas de pesas de manera segura y efectiva para tus objetivos fitness.

Máquinas Cardiovasculares

Las máquinas cardiovasculares son una opción popular para aquellos que buscan mejorar su salud cardiovascular y quemar calorías. Aquí hay algunas máquinas cardiovasculares comunes y consejos de seguridad para cada una:

1. **Cinta de correr**: Una cinta de correr es una máquina de cardio popular que simula correr o caminar en interiores. Los consejos de seguridad para usar una caminadora incluyen:

- Comienza a una velocidad lenta y aumenta gradualmente a medida que entras en calor.

- Sujétate siempre de los pasamanos al subir y bajar de la máquina para correr.

- Nunca te subas a la máquina en movimiento; espera a que se detenga por completo.

- Siempre usa calzado apropiado con buena tracción.

- Mantén tu cuerpo centrado en la caminadora y evita inclinarse hacia adelante o hacia atrás.

2. **Bicicleta spinning**: Una bicicleta spinning o estática es una máquina de cardio de bajo impacto que proporciona un gran entrenamiento para las piernas y el sistema cardiovascular. Los consejos de seguridad para usar una bicicleta estática incluyen:

- Ajusta el asiento y el manillar para que se ajusten a tu cuerpo correctamente.

- Comienza con una resistencia baja y aumenta gradualmente a medida que entras en calor.

- Mantén la espalda recta y los hombros relajados.

- Pedalea con la parte delantera del pie, no con las puntas de los dedos.

- Lleva siempre calzado adecuado.

3. **Máquina elíptica**: Una máquina elíptica es una máquina de cardio de bajo impacto que proporciona un entrenamiento de cuerpo completo. Los consejos de seguridad para usar una máquina elíptica incluyen:

- Párate derecho y mantén los hombros relajados.

- Mantén los pies apoyados completamente en los pedales y no levantes los talones.

- Comienza con una resistencia baja y aumenta gradualmente a medida que entras en calor.

- Sostén las manijas ligeramente para mantener el equilibrio.

- Usa la función de inclinación de la máquina para cambiar la intensidad de tu entrenamiento.

Ten presente que es esencial iniciar con una intensidad que te resulte cómoda y aumentarla poco a poco, así como la duración, conforme ganes fuerza y te familiarices con el equipo. Si tienes dudas sobre cómo utilizar las máquinas de cardio o cualquier otro aparato en el gimnasio, no dudes en solicitar asesoramiento de un experto en fitness.

Bandas Elásticas

Las bandas elásticas son una forma versátil y portátil de equipo de ejercicio que se puede usar para entrenamiento de fuerza, estiramiento y rehabilitación. Aquí hay algunos consejos de seguridad para usar bandas elásticas:

1. **Elije el nivel de resistencia adecuado**: Asegúrate de seleccionar una banda de resistencia que se ajuste a tu nivel de condición física y al ejercicio que planeas realizar. Utilizar una banda que sea demasiado fácil o demasiado difícil puede incrementar tu riesgo de sufrir lesiones.

2. **Verifica el uso y desgaste de la banda**: Inspecciona la banda elástica antes de cada uso para detectar cualquier signo de daño, como grietas, rasgaduras o bordes deshilachados. Si la banda está dañada, no la use.

3. **Examina la banda para detectar deterioro**: Examina la banda para detectar deterioro: Antes de usar la banda de resistencia, comprueba si presenta algún daño, como fisuras, roturas o extremos desgastados. En caso de encontrar algún desperfecto, evita usarla.

4. **Mantén una postura adecuada**: Como con cualquier ejercicio, es importante mantener una postura correcta al usar bandas de resistencia. Esto incluye mantener la espalda recta, los abdominales contraídos y los hombros relajados.

5. **Evita los movimientos bruscos**: Evita movimientos rápidos o sacudidas al utilizar la banda elástica, pues pueden elevar la probabilidad de sufrir lesiones. Prefiere ejecutar el ejercicio con movimientos fluidos y pausados.

6. **Aumenta gradualmente la resistencia**: Si percibes que la banda de resistencia resulta sencilla, eleva la resistencia poco a poco, ya sea optando por una banda de mayor grosor o reduciendo la longitud de la misma.

Colchonetas y Accesorios de Yoga

Las colchonetas y accesorios de yoga se usan comúnmente en yoga y otras formas de ejercicio para amortiguar, apoyar y estabilizar. Aquí hay algunos consejos de seguridad para usar colchonetas y accesorios de yoga:

1. **Elije una esterilla o colchoneta de yoga de alta calidad**: Busca una colchoneta que sea antideslizante, proporcione suficiente amortiguación y sea fácil de limpiar.

2. **Usa una toalla**: Si tiendes a sudar mucho, considera usar una toalla para evitar resbalarte en la colchoneta.

3. **Comprueba si hay daños**: antes de usar una colchoneta o un accesorio, inspecciona si hay signos de desgaste o daños. Evita

usar cualquier equipo que esté deshilachado, roto o comprometido de alguna otra manera.

4. **Mantén una postura adecuada**: Cuando uses accesorios como bloques o correas, asegúrate de usarlos correctamente y de una manera que apoye la alineación de tu cuerpo.

5. **Limpia y desinfecta**: Después de cada uso, limpia la colchoneta y los accesorios con una solución de limpieza para evitar la propagación de gérmenes y bacterias.

Al seguir estos consejos de seguridad, puedes asegurarte de que estás utilizando colchonetas y accesorios de yoga de manera segura y efectiva en tus entrenamientos.

VI. Procedimientos de Emergencia

Conocer las Salidas de Emergencia

Conocer las salidas de emergencia en un gimnasio es importante para garantizar la seguridad de todos en las instalaciones. En caso de una emergencia, como un incendio u otro desastre natural, conocer las salidas de emergencia ayudará a las personas a evacuar el edificio de manera rápida y segura.

Al ingresar a un gimnasio, tómate un momento para familiarizarte con el diseño y la ubicación de las salidas de emergencia, los extintores de incendios y las alarmas de emergencia. Asegúrate de que los caminos hacia las salidas estén despejados y sin obstrucciones. Si hay una emergencia, mantén la calma y sigue las instrucciones del personal del gimnasio o de los servicios de emergencia.

Es crucial recordar que las salidas de emergencia siempre deben permanecer despejadas y sin obstrucciones. Asimismo, evita mantener las puertas de las salidas de emergencia abiertas con algún objeto, pues esto podría evitar que se cierren adecuadamente si surge una emergencia.

Conocer los Contactos de Emergencia

Conocer los contactos de emergencia es una parte importante de la seguridad en el gimnasio. Siempre es una buena idea tener a alguien a quien contactar en caso de una emergencia. Esto podría incluir un miembro de la familia, un amigo o incluso un profesional médico. Muchos gimnasios también tienen contactos de emergencia publicados en todas las instalaciones, incluidos los números de teléfono de hospitales locales y servicios de emergencia. Es importante que te familiarices con estos contactos de emergencia antes de comenzar tu entrenamiento, para que puedas actuar con rapidez y eficacia en caso de una emergencia.

Manejo de Lesiones

El manejo de las lesiones en el gimnasio es un aspecto importante de la seguridad en el gimnasio. Si sufres una lesión, lo primero que debes hacer es detener la actividad y buscar atención médica si es necesario. Algunas lesiones, como cortes o raspaduras, se pueden tratar con primeros auxilios básicos, como limpiar la herida y aplicar un vendaje o ungüento.

Para lesiones más graves, como esguinces o torceduras, es importante descansar el área afectada y aplicar hielo para reducir la hinchazón. Es posible que también necesites ver a un médico o fisioterapeuta para recibir tratamiento y rehabilitación.

En el caso de una lesión más grave, como un hueso roto o una lesión en la cabeza, busca atención médica de emergencia de inmediato. También es importante avisar al personal del gimnasio para que puedan prestar asistencia y contactar los servicios de emergencia en caso de ser necesario.

Para prevenir lesiones, es importante utilizar una postura y técnica adecuadas durante el ejercicio y evitar esforzarse demasiado. También es una buena idea comenzar con pesos más ligeros y aumentar gradualmente a medida que te sientas más cómodo y seguro.

VIII. Conclusión

Usar una Postura Adecuada

El uso de una postura y técnica adecuadas durante el ejercicio es esencial para prevenir lesiones y maximizar los beneficios del entrenamiento. Es importante priorizar la técnica y la postura sobre la cantidad de peso levantado.

Para los principiantes o aquellos que no están familiarizados con un ejercicio en particular, se recomienda comenzar con pesos más ligeros y concentrarse en dominar la postura y la técnica adecuadas antes de aumentar el peso. Esto permite que los músculos se adapten al patrón de movimiento y asegurar que se apunten a los músculos correctos.

Usar pesas pesadas con una forma incorrecta puede resultar en distensiones musculares, dolor en las articulaciones y otras lesiones. Es importante escuchar a tu cuerpo y ajustar el peso de manera adecuada. Recuerda que el progreso lleva tiempo, y es mejor aumentar gradualmente el peso a medida que te sientes más cómodo y seguro con el ejercicio.

En resumen, prioriza la postura y la técnica adecuadas sobre la cantidad de peso levantado, comience con pesos más livianos cuando aprenda un nuevo ejercicio y aumente gradualmente el peso a medida que te sientas más cómodo y seguro con el ejercicio.

CAPÍTULO 2 Establecimiento de Metas en el Fitness

I. Introducción al Establecimiento de Metas

La Importancia del Establecimiento de Metas

El establecimiento de objetivos es un aspecto importante en el fitness y el ejercicio, ya que proporciona dirección y motivación para que las personas trabajen para lograr los resultados deseados. Fijar objetivos específicos, medibles, alcanzables, relevantes y limitados en el tiempo (objetivos SMART) ayuda a las personas a mantenerse enfocadas y responsables, y proporciona una hoja de ruta clara para el progreso.

Al establecer objetivos de fitness, es importante considerar factores como el nivel actual de condición física, el resultado deseado, el marco temporal y cualquier limitación o barrera que pueda necesitar ser superada. Por ejemplo, una persona que es nueva en el ejercicio podría establecer un objetivo para aumentar gradualmente su nivel de actividad física durante el transcurso de unos meses, mientras que alguien que se está entrenando para un evento específico podría fijar un objetivo para mejorar su rendimiento en un área particular.

El establecimiento de objetivos puede ayudar a las personas a mantenerse motivadas y realizar un seguimiento de su progreso, lo que a su vez puede mejorar su condición física general y sus resultados de salud. Sin embargo, es importante ser realista y flexible con los objetivos, y ajustarlos según sea necesario en función del progreso y cualquier circunstancia imprevista. Además, es importante celebrar pequeños hitos y logros para mantener la motivación y alentar el progreso continuo.

Beneficios del Establecimiento de Metas

El establecimiento de objetivos puede tener numerosos beneficios, que incluyen:

Enfoque: Establecer un objetivo claro y específico te ayuda a concentrarte en lo que quieres lograr. Esto te ayuda a priorizar tus acciones y asegurarse de que estás haciendo lo necesario para lograr tu objetivo.

Motivación: Tener un objetivo específico en mente puede ayudar a aumentar tu motivación para tener éxito. Cuando tienes un objetivo claro hacia el cual dirigirte, puede darte el impulso que necesitas para trabajar duro y mantenerte comprometido.

Seguimiento del progreso: Establecer un objetivo también te permite realizar un seguimiento de tu progreso. Esto puede ser increíblemente satisfactorio a medida que te ves cada vez más cerca de lograr el resultado deseado.

Gestión del tiempo: Tener un objetivo puede ayudarte a administrar tu tiempo de manera efectiva. Al establecer plazos y marcas importantes, puedes asegurarte de que estás avanzando hacia tu objetivo de manera regular.

Responsabilidad: Establecer una meta puede ayudarte a ser responsable. Cuando tienes un objetivo claro en mente, es más probable que asumas la responsabilidad de tus acciones y te mantengas comprometido con el logro de tu objetivo.

Crecimiento personal: Perseguir un objetivo también puede ayudarte a crecer y desarrollarte como persona. A medida que trabajas para lograr tu objetivo, puedes descubrir nuevas habilidades y destrezas, y aprender más sobre ti mismo y lo que eres capaz de lograr.

Establecimiento de Objetivos SMART

Establecer metas SMART es un método popular de establecimiento de metas que ayuda a las personas a crear metas alcanzables, significativas y medibles. SMART es un acrónimo de Specific, Measurable, Achievable, Relevant y Time-bound (en español:

Específico, Medibles, Alcanzables, Relevantes y Con Límite de Tiempo.

- **Específico**: Los objetivos deben ser claros y específicos, en lugar de vagos o generales. Esto significa establecer una meta u objetivo claro, como "Quiero perder 10 kilos", en lugar de "Quiero estar en mejor forma".

- **Medibles**: Los objetivos deben ser medibles, de modo que puedas realizar un seguimiento de tu progreso y determinar si los has alcanzado o no. Esto significa usar métricas o medidas específicas, como el seguimiento de tu peso, porcentaje de grasa corporal o número de repeticiones.

- **Alcanzables**: Las metas deben ser realistas y alcanzables, teniendo en cuenta tus habilidades, recursos y limitaciones. Esto significa establecer metas que te desafíen pero que no sean imposibles de lograr.

- **Relevante**: Los objetivos deben ser relevantes y significativos para ti, alineándose con tus valores, intereses y aspiraciones a largo plazo. Esto significa establecer metas que sean importantes para ti personalmente, en lugar de simplemente seguir tendencias o presiones externas.

- **Con límite de tiempo**: Los objetivos deben tener un límite de tiempo, lo que significa que tienen una fecha límite o un plazo específico para completarse. Esto ayuda a crear urgencia y responsabilidad y te permite realizar un seguimiento del progreso y ajustar las estrategias según sea necesario.

Al establecer objetivos SMART, las personas pueden aumentar su motivación, enfoque y compromiso para lograr los resultados deseados. También permite una comunicación y una colaboración más claras con entrenadores, formadores u otros sistemas de apoyo.

Identificando tu Motivación

Identificar tu motivación es un paso importante para establecer y lograr sus objetivos fitness. La motivación es la fuerza impulsora detrás de tu deseo de hacer ejercicio, mejorar tu salud y estado físico. Sin motivación, puede ser difícil mantenerse constante con tus entrenamientos y avanzar hacia tus objetivos.

Para identificar tu motivación, comienza preguntándote por qué quieres ponerte en forma. ¿Es para mejorar tu salud, aumentar tu fuerza o lograr una composición corporal específica? ¿Quieres ser un ejemplo positivo para tu familia o poder participar en ciertas actividades sin sentirte cansado o sin aliento? Una vez que tengas una comprensión clara de tus razones, esto puede ayudarte a mantenerte motivado y enfocado en tus objetivos.

Es importante tener en cuenta que la motivación puede fluctuar con el tiempo. Algunos días puedes sentirse muy motivado y con energía para hacer ejercicio, mientras que otros días puedes sentirse cansado o estresado y tener más dificultades para comenzar. Es normal tener altibajos en tu motivación, pero es importante encontrar formas de mantenerse comprometido con tus objetivos incluso cuando la motivación es baja. Esto puede incluir establecer metas realistas, encontrar un partner responsable o un sistema de apoyo y celebrar las pequeñas victorias en el camino.

II. Objetivos Fitness

Ponerse en Forma

Ponerse en forma es un objetivo común de fitness para muchas personas y puede significar cosas distintas para diferentes individuos. Generalmente, se refiere a mejorar la condición física y la salud en general mediante la reducción de grasa corporal, el aumento de la masa muscular y la mejora de la resistencia cardiovascular.

Para alcanzar este objetivo, es esencial una combinación de ejercicio regular y una dieta equilibrada. El entrenamiento de resistencia, como levantar pesas, puede ayudar a construir masa muscular, mientras que el ejercicio cardiovascular, como correr, nadar o andar en bicicleta, puede ayudar a mejorar la resistencia y quemar calorías.

También es importante mantener una dieta saludable que incluya muchas frutas, verduras, proteínas magras y carbohidratos complejos.

Controlar la ingesta de calorías y las proporciones de macronutrientes puede ayudar a garantizar que el cuerpo reciba los nutrientes necesarios para alimentar los entrenamientos y ayudar en la recuperación.

Al establecer metas SMART para ponerse en forma, es importante ser específico sobre lo que quieres lograr y cuándo quieres lograrlo. Por ejemplo, establecer una meta para perder 8 kilos en tres meses o correr 5 km en seis semanas puede proporcionar objetivos específicos para trabajar. También es importante hacer que los objetivos sean medibles, alcanzables, relevantes y de duración determinada. Además, encontrar una fuente de motivación, como un compañero de entrenamiento, un entrenador personal o un desafío físico, puede ayudar a mantener el impulso y mantenerse encaminado hacia el logro de la meta.

Perder Peso

Perder peso es un objetivo común de fitness para muchas personas que buscan mejorar su salud y bienestar general. Aunque la pérdida de peso se puede lograr a través de una variedad de métodos, incluyendo la dieta y el ejercicio, es importante tener un claro entendimiento de la ciencia detrás de la pérdida de peso y cómo establecer metas realistas que sean alcanzables y sostenibles.

La Ciencia de la Pérdida de Peso

La pérdida de peso ocurre cuando quemas más calorías de las que consumes. Esto se puede lograr a través de una combinación de una dieta saludable y ejercicio regular. Cuando consumes menos calorías de las que tu cuerpo necesita, tu cuerpo comenzará a utilizar la grasa almacenada como energía, lo que conducirá a la pérdida de peso con el tiempo. Además, el ejercicio puede ayudarte a quemar más calorías y desarrollar masa muscular magra, lo que puede ayudar a impulsar tu metabolismo y promover la pérdida de peso a largo plazo.

Sin embargo, la pérdida de peso no es un proceso lineal y puede verse afectada por una variedad de factores, que incluyen la genética, la edad y las condiciones de salud subyacentes. Es importante tener expectativas realistas y centrarse en el progreso en lugar de la perfección.

Establecer Metas Realistas

Al establecer metas de pérdida de peso, es importante ser realista y enfocarse en realizar cambios sostenibles en el estilo de vida en lugar de buscar soluciones rápidas. Una de las maneras más efectivas de establecer metas alcanzables es mediante el uso del método SMART, que significa Específico, Medible, Alcanzable, Relevante y con Límite de Tiempo.

Específico: Tus objetivos deben ser claros y específicos, como "Quiero perder 8 kilos en los próximos tres meses".

Medible: Tus objetivos deben ser medibles para que puedas realizar un seguimiento de tu progreso y hacer los ajustes necesarios. Por ejemplo, puedes realizar un seguimiento de tu progreso de pérdida de peso cada semana o mes.

Alcanzable: Tus objetivos deben ser alcanzables y realistas en función de su nivel de condición física y estilo de vida actuales. Establecer metas demasiado ambiciosas puede generar frustración y agotamiento.

Relevante: Tus objetivos deben ser relevantes para tu salud y bienestar general. Por ejemplo, perder peso puede ayudar a mejorar tu salud cardiovascular, reducir el riesgo de enfermedades crónicas y aumentar tu confianza y autoestima.

Con límite de tiempo: Tus objetivos deben tener una fecha límite o cronograma específico para que puedas mantenerte responsable y enfocado. Por ejemplo, podrías establecer la meta de perder 8 kilos en tres meses.

Desarrollando de un Plan de Nutrición

Una dieta saludable es esencial para la pérdida de peso y para la salud y el bienestar en general. Al desarrollar un plan de nutrición, es importante centrarse en alimentos enteros y ricos en nutrientes y limitar los alimentos procesados y altos en calorías.

Algunas estrategias dietéticas clave para perder peso incluyen:

- Comer una variedad de frutas y verduras para obtener fibra, vitaminas y minerales.

- Consumir fuentes de proteínas magras como pollo, pescado y tofu.

- Incorporar grasas saludables como nueces, semillas y aguacate.

- Limitar los carbohidratos refinados como el pan blanco, la pasta y las bebidas azucaradas.

- Beber mucha agua para mantenerse hidratado y ayudar a la digestión.

También es importante prestar atención a las porciones y comer de manera consciente, enfocándose en las señales de hambre y saciedad en lugar de las emociones o estímulos externos.

Incorporando el Ejercicio

El ejercicio regular es esencial para la pérdida de peso y para la salud y el bienestar en general. Al desarrollar un plan de ejercicio, es importante centrarse en una variedad de actividades que incluyan tanto ejercicio cardiovascular como entrenamiento de fuerza.

El ejercicio cardiovascular como correr, andar en bicicleta o nadar puede ayudar a quemar calorías y mejorar la salud cardiovascular, mientras que el entrenamiento de fuerza puede ayudar a desarrollar masa muscular magra y estimular el metabolismo.

Algunas estrategias clave para incorporar el ejercicio en tu plan de pérdida de peso incluyen:

- Comenzando lentamente y aumentando gradualmente la intensidad y la duración con el tiempo.

- Encontrar actividades que disfrutes y que encajen con tu estilo de vida.

- Incorporar actividades de entrenamiento cardiovascular y de fuerza.

- Buscar orientación de un profesional de fitness calificado si es necesario.

- Escuchar a tu cuerpo y ajustar tu plan según sea necesario en función de tu progreso y cualquier lesión o limitación.

Ser Responsable

Mantenerse responsable es crucial para alcanzar tus metas de pérdida de peso. Considera encontrar un compañero de entrenamiento o unirte a un grupo de fitness para ayudarte a mantenerte encaminado. Lleva un diario o usa una aplicación para rastrear tu progreso y mantenerte responsable de tu dieta y rutina de ejercicio. Celebra tus éxitos en el camino y no seas demasiado duro contigo mismo si tienes un desliz. Recuerda, perder peso es un viaje, no un destino. Con trabajo duro, dedicación y paciencia, puedes alcanzar tus metas de pérdida de peso y vivir una vida más saludable y feliz.

Construyendo Fuerza

Desarrollar fuerza es un objetivo de fitness popular para muchas personas, ya sea que estén comenzando su viaje de fitness o sean atletas experimentados buscando llevar su rendimiento al siguiente nivel. Desarrollar fuerza implica aumentar la cantidad de fuerza que tus músculos pueden producir y mejorar tu rendimiento físico general. Esto se puede lograr a través de varios tipos de entrenamiento de fuerza, como levantamiento de pesas, entrenamiento con bandas de resistencia y ejercicios con peso corporal. En este artículo, exploraremos los diferentes aspectos de desarrollar fuerza como objetivo de fitness, incluyendo los beneficios, métodos y consideraciones.

Beneficios de Desarrollar Fuerza

Existen muchos beneficios al desarrollar fuerza, tanto físicos como mentales. Aquí están algunos de los principales beneficios del entrenamiento de fuerza:

1. **Aumento de la masa muscular**: Desarrollar fuerza a menudo implica aumentar la masa muscular, lo que puede conducir a un físico más tonificado y definido.

2. **Densidad ósea mejorada**: El entrenamiento de fuerza puede ayudar a aumentar la densidad ósea, lo cual es especialmente importante para los adultos mayores que corren riesgo de osteoporosis.

3. **Aumento del metabolismo**: A medida que desarrollas más músculo, tu metabolismo puede aumentar, lo que lleva a una mayor cantidad de calorías quemadas incluso en reposo.

4. **Rendimiento físico mejorado**: Desarrollar fuerza puede ayudarte a desempeñarte mejor en otras actividades físicas, como deportes o tareas cotidianas.

5. **Riesgo reducido de lesiones**: El entrenamiento de fuerza puede ayudar a mejorar la estabilidad articular y la fuerza muscular, reduciendo el riesgo de lesiones.

6. **Mejora de la salud mental**: Se ha demostrado que el entrenamiento de fuerza tiene efectos positivos en la salud mental, incluida la reducción de los síntomas de ansiedad y depresión.

Métodos Para Construir Fuerza

Existen varios métodos para desarrollar fuerza, según tus objetivos, preferencias y acceso al equipo. Estos son algunos métodos comunes:

1. **Levantamiento de pesas**: El levantamiento de pesas implica usar pesas libres o máquinas de peso para realizar ejercicios que se enfocan en grupos musculares específicos. Este es un método popular para desarrollar fuerza, ya que te permite aumentar progresivamente la cantidad de peso que levantas con el tiempo.

2. **Entrenamiento con bandas de resistencia**: El entrenamiento con bandas de resistencia implica utilizar bandas elásticas para proporcionar resistencia en los ejercicios. Este es un método conveniente para desarrollar fuerza, ya que las bandas de resistencia son ligeras y portátiles, lo que las hace fáciles de usar en casa o mientras se viaja.

3. **Ejercicios de peso corporal**: Los ejercicios de peso corporal implican usar tu propio peso corporal como resistencia para ejercicios, como flexiones, dominadas y sentadillas. Estos ejercicios son convenientes y se pueden hacer en cualquier

lugar, lo que los convierte en un método popular para desarrollar fuerza.

4. **Pliométricos**: Los ejercicios pliométricos involucran movimientos explosivos, como sentadillas con salto y saltos de caja, que pueden ayudar a mejorar la potencia y la fuerza.

5. **CrossFit**: CrossFit es un popular programa de entrenamiento de fuerza que combina levantamiento de pesas, ejercicios de peso corporal y entrenamiento de intervalos de alta intensidad (HIIT).

Consideraciones Para Desarrollar Fuerza

Si bien desarrollar fuerza puede tener muchos beneficios, también hay algunas consideraciones a tener en cuenta para garantizar la seguridad y la eficacia:

1. **Postura adecuada**: Es importante usar una postura adecuada al realizar ejercicios de fuerza para reducir el riesgo de lesiones y asegurarte de que estás apuntando a los grupos musculares correctos.

2. **Sobrecarga progresiva**: Para continuar construyendo fuerza, es importante aumentar gradualmente la cantidad de peso o resistencia que usas con el tiempo.

3. **Tiempo de recuperación**: Es importante dar a tus músculos tiempo para recuperarse entre los entrenamientos para prevenir lesiones y optimizar el aumento de fuerza.

4. **Nutrición**: Una nutrición adecuada es importante para desarrollar fuerza, ya que tu cuerpo necesita proteínas y calorías adecuadas para desarrollar músculo.

5. **Descansar y dormir**: Descansar y dormir lo suficiente es importante para la recuperación y la construcción de fuerza.

6. **Consulta** con un entrenador o profesional de la salud: Si eres nuevo en el entrenamiento de fuerza o tienes alguna condición de salud subyacente, puede ser útil consultar con un entrenador personal o un profesional de la salud para asegurarte de que estás realizando los ejercicios de manera segura y efectiva.

Conclusión

Desarrollar fuerza puede ser un objetivo de fitness gratificante que puede llevar a una variedad de beneficios físicos y mentales. Utilizando varios métodos de entrenamiento de fuerza y teniendo en cuenta consideraciones como la forma adecuada y la progresión gradual, puedes desarrollar tu fuerza de manera segura y efectiva con el tiempo. Aquí hay algunos métodos y consejos para alcanzar tu objetivo de fitness de construcción de fuerza:

1. **Ejercicios compuestos**: Los ejercicios compuestos, también conocidos como ejercicios multiarticulares, implican el uso de más de un grupo muscular a la vez. Estos ejercicios son excelentes para desarrollar la fuerza general y pueden incluir ejercicios como sentadillas, peso muerto, press de banca y filas. Al realizar ejercicios compuestos, asegúrate de concentrarte en la postura adecuada y aumenta gradualmente el peso con el tiempo para evitar lesiones.

2. **Ejercicios de aislamiento**: Los ejercicios de aislamiento son excelentes para enfocarse en grupos musculares específicos y mejorar la fuerza en esas áreas. Estos ejercicios generalmente involucran el uso de una sola articulación e incluyen ejercicios como curls de bíceps, extensiones de tríceps y extensiones de pierna. Incorporar ejercicios de aislamiento en tu rutina de entrenamiento de fuerza puede ayudarte a enfocarte en áreas específicas de debilidad y mejorar la fuerza general.

3. **Sobrecarga progresiva**: La sobrecarga progresiva consiste en aumentar gradualmente el peso o la resistencia que usas en tus entrenamientos a lo largo del tiempo. Este método de entrenamiento ayuda a desafiar tus músculos y estimular el crecimiento y la mejora. Cuando incorpores la sobrecarga progresiva a tu rutina, asegúrate de aumentar el peso o la resistencia gradualmente para evitar lesiones y asegúrese de escuchar a tu cuerpo.

4. **Descanso y recuperación**: El descanso y la recuperación son esenciales para desarrollar fuerza y permitir que los músculos se reparen y crezcan. Asegúrate de incorporar días de descanso

en tu programa de entrenamiento y prioriza dormir lo suficiente y mantén una nutrición adecuada para respaldar tus objetivos de desarrollo de fuerza.

5. **Postura adecuada**: La postura adecuada es esencial para desarrollar fuerza de manera segura y efectiva. Asegúrate de usar la postura adecuada al realizar ejercicios y busca orientación de un entrenador o coach si no estás seguro. Usar una forma incorrecta puede llevar a lesiones y obstaculizar tu progreso.

6. **Progresión gradual**: La progresión gradual implica comenzar con pesos más ligeros y aumentar gradualmente el peso o la resistencia con el tiempo. Este método de entrenamiento ayuda a prevenir lesiones y permite que tu cuerpo se adapte y ajuste a la mayor carga de trabajo.

7. **Consistencia**: La consistencia es clave cuando se trata de desarrollar fuerza. Asegúrate de seguir un programa de entrenamiento regular y mantente comprometido con tus objetivos de desarrollo de fuerza. Con el tiempo, la constancia puede ayudarte a lograr mejoras significativas en tu fuerza y nivel general de condición física.

En conclusión, desarrollar fuerza requiere una combinación de diferentes ejercicios, técnicas y consideraciones. Al incorporar ejercicios compuestos y de aislamiento, usar sobrecarga progresiva, priorizar el descanso y la recuperación, usar la postura adecuada y aumentar gradualmente el peso y la resistencia con el tiempo, puedes desarrollar tu fuerza de manera segura y efectiva y lograr tus objetivos fitness. Recuerda mantenerte constante y buscar la guía de un entrenador o coach si es necesario para aprovechar al máximo tu proceso de desarrollo de fuerza.

Aumento de la Resistencia

El entrenamiento de resistencia es un objetivo fitness popular para muchas personas, especialmente para los atletas que compiten en deportes basados en la resistencia, como las carreras de larga distancia, el ciclismo y los triatlones. El aumento de la resistencia implica mejorar la capacidad del cuerpo para realizar actividades físicas durante largos períodos de tiempo sin experimentar fatiga o agotamiento. Esto se puede lograr a través de una combinación de ejercicio aeróbico, entrenamiento de resistencia y una nutrición adecuada.

El ejercicio aeróbico es la forma más efectiva de mejorar la resistencia, ya que implica una actividad física sostenida que requiere que el cuerpo use oxígeno para producir energía. Los ejemplos de ejercicio aeróbico incluyen correr, andar en bicicleta, nadar y remar. El ejercicio aeróbico ayuda a aumentar la capacidad del cuerpo para suministrar oxígeno a los músculos, lo que a su vez permite que los músculos trabajen durante períodos más prolongados antes de fatigarse. Esto se logra mediante el desarrollo del sistema cardiovascular, que incluye el corazón, los pulmones y los vasos sanguíneos.

El entrenamiento de resistencia también puede ser efectivo para mejorar la resistencia, ya que ayuda a construir la resistencia muscular. La resistencia muscular se refiere a la capacidad de los músculos para realizar movimientos repetitivos durante un período prolongado de tiempo sin experimentar fatiga. El entrenamiento de resistencia puede ayudar a aumentar la resistencia muscular entrenando al cuerpo para usar oxígeno de manera más eficiente, al mismo tiempo que mejora la fuerza y durabilidad de los músculos.

Para aumentar la resistencia de manera efectiva, es importante combinar el ejercicio aeróbico y el entrenamiento de resistencia en una rutina de ejercicios equilibrada. Esto se puede lograr a través del entrenamiento por intervalos, que consiste en alternar períodos de ejercicio aeróbico de alta intensidad con períodos de ejercicio aeróbico de baja intensidad o entrenamiento de resistencia. El entrenamiento por intervalos ayuda a mejorar tanto la resistencia aeróbica como la muscular, así como el estado físico general.

Además del ejercicio, una nutrición adecuada es esencial para aumentar la resistencia. Una dieta rica en carbohidratos complejos y proteínas magras puede proporcionar al cuerpo la energía y los nutrientes que necesita para rendir al máximo durante el ejercicio. También es importante mantenerse hidratado bebiendo mucha agua antes, durante y después del ejercicio.

Cuando se entrena para la resistencia, es importante comenzar lentamente y aumentar gradualmente la intensidad y la duración del entrenamiento con el tiempo. Esto permite que el cuerpo se adapte a las demandas del ejercicio y reduce el riesgo de lesiones o agotamiento. También es importante escuchar al cuerpo y descansar cuando sea necesario, ya que el sobreentrenamiento puede provocar una disminución del rendimiento y un mayor riesgo de lesiones.

En general, aumentar la resistencia es un objetivo fitness alcanzable que se puede lograr mediante una combinación de ejercicio aeróbico, entrenamiento de resistencia y una nutrición adecuada. Al aumentar gradualmente la intensidad y la duración del entrenamiento con el tiempo, mantenerse hidratado y escuchar al cuerpo, las personas pueden mejorar su resistencia y sus niveles generales de condición física.

Mejora de la Flexibilidad

Mejorar la flexibilidad es un objetivo común de fitness que puede beneficiar a personas de todas las edades y niveles de condición física. La flexibilidad se refiere a la capacidad de tus articulaciones y músculos para moverse a través de un rango completo de movimiento sin molestias o dolor. Mejorar tu flexibilidad puede llevar a una mejor postura, reducción del riesgo de lesiones y mejora del rendimiento en actividades físicas.

Hay varias formas de mejorar la flexibilidad, que incluyen:

1. **Estiramiento**: Incorporar estiramientos en tu rutina de ejercicios puede ayudar a mejorar la flexibilidad. El estiramiento estático implica mantener una posición durante un período de tiempo, mientras que el estiramiento dinámico implica el movimiento a través de un rango de movimiento.

2. **Yoga**: Practicar yoga puede ayudar a mejorar la flexibilidad, el equilibrio y la fuerza. Hay muchos tipos diferentes de yoga, desde prácticas restaurativas suaves hasta yoga de poder más intenso.

3. **Pilates**: Pilates es una forma de ejercicio de bajo impacto que se enfoca en mejorar la flexibilidad, la fuerza y la estabilidad a través de una serie de movimientos controlados.

4. **Rodillo de espuma**: Usar un rodillo de espuma puede ayudar a liberar la tensión en los músculos y mejorar la flexibilidad.

5. **Terapia de masaje**: Los masajes regulares pueden ayudar a mejorar la flexibilidad al reducir la tensión muscular y promover la relajación.

Es importante abordar la mejora de la flexibilidad de forma segura y gradual. Estirarse demasiado o esforzarse demasiado puede provocar lesiones. Aquí hay algunos consejos para tener en cuenta:

1. **Calentamiento**: Es importante calentar los músculos antes de estirar. Prueba ejercicios cardiovasculares ligeros, como trotar o andar en bicicleta, durante unos minutos para aumentar el flujo sanguíneo y preparar los músculos para el estiramiento.

2. **Comienza despacio**: Si eres nuevo en los estiramientos o tienes una flexibilidad limitada, comienza con estiramientos suaves y aumenta gradualmente la intensidad y la duración con el tiempo.

3. **Respira**: Cuando te estires, concéntrate en tu respiración y respira lenta y profundamente. Exhala mientras te estiras y trata de relajarte en el estiramiento.

4. **Mantén cada estiramiento durante 30-60 segundos:** Mantener un estiramiento durante al menos 30 segundos puede ayudar a mejorar la flexibilidad. Sin embargo, evita hacer rebotes o movimientos bruscos, los cuales pueden llevar a lesiones.

5. **No te esfuerces demasiado**: Es importante escuchar a tu cuerpo y no esforzarte más allá de tus límites. Detente si sientes dolor o molestias y consulta a un profesional de la salud si tiene alguna inquietud.

Además de incorporar ejercicios de flexibilidad en tu rutina de ejercicios, existen otros hábitos de estilo de vida que pueden ayudar a mejorar la flexibilidad. Comer una dieta balanceada, mantenerse hidratado y descansar lo suficiente puede contribuir a mejorar la flexibilidad.

Mejorar el Rendimiento Atlético

Mejorar el rendimiento atlético es un objetivo común entre los atletas y entusiastas del fitness. Este objetivo consiste en mejorar las capacidades físicas y habilidades propias del deporte o actividad en cuestión. Mejorar el rendimiento atlético requiere un enfoque integral que incluya entrenamiento de fuerza, ejercicio cardiovascular, entrenamiento de flexibilidad y ejercicios y prácticas específicas del deporte.

Uno de los aspectos más importantes para mejorar el rendimiento deportivo es desarrollar la fuerza funcional. La fuerza funcional se refiere a la capacidad de aplicar fuerza a los movimientos que son específicos del deporte o actividad del atleta. Por ejemplo, un jugador de baloncesto necesita fuerza funcional para saltar más alto para obtener rebotes y moverse lateralmente con velocidad y agilidad. Un velocista necesita fuerza funcional para explotar y mantener la velocidad durante toda la carrera.

El entrenamiento de fuerza es esencial para desarrollar la fuerza funcional. Esto puede implicar el uso de equipos de entrenamiento de resistencia, como pesas libres, máquinas o bandas de resistencia. Ejercicios como sentadillas, estocadas, peso muerto, press de banca y dominadas pueden ayudar a desarrollar la fuerza funcional. La clave es elegir ejercicios que sean específicos para el deporte o la actividad del atleta y aumentar gradualmente la resistencia y la intensidad con el tiempo.

El ejercicio cardiovascular también es importante para mejorar el rendimiento deportivo. Esto puede incluir actividades como correr, andar en bicicleta, nadar o remar. El ejercicio cardiovascular puede ayudar a mejorar la resistencia, la velocidad y la agilidad, todos los cuales son importantes para el rendimiento deportivo. El entrenamiento por intervalos puede ser particularmente efectivo para mejorar la condición cardiovascular, ya que involucra ráfagas cortas de ejercicio de alta intensidad seguidas de períodos de descanso o ejercicio de menor intensidad.

El entrenamiento de la flexibilidad es otro componente importante para mejorar el rendimiento deportivo. Esto puede incluir ejercicios como estiramiento, yoga o pilates. La flexibilidad mejorada puede ayudar a reducir el riesgo de lesiones y mejorar el rango de movimiento, lo cual es importante para muchos deportes y actividades.

Además del entrenamiento de fuerza, el ejercicio cardiovascular y el entrenamiento de flexibilidad, los atletas y aficionados al fitness también pueden necesitar enfocarse en ejercicios y prácticas específicas del deporte. Esto puede incluir practicar habilidades como el dribling, lanzamiento o pase en baloncesto, o practicar saques y voleas en tenis. El objetivo es desarrollar las habilidades físicas y específicas necesarias para el deporte o actividad en cuestión.

Para mejorar el rendimiento atlético, es importante establecer objetivos específicos, medibles, alcanzables, relevantes y de duración determinada (SMART). Esto puede ayudar a los atletas y entusiastas del fitness a realizar un seguimiento de su progreso y mantenerse motivados. Además, ser responsable trabajando con un entrenador, coach o compañero de entrenamiento puede ayudar a garantizar un progreso constante hacia la meta.

También es importante prestar atención a la nutrición y la recuperación. Una dieta rica en proteínas y carbohidratos puede ayudar a apoyar el crecimiento y la recuperación muscular. Descansar lo suficiente y recuperar el tiempo entre los entrenamientos también es esencial para permitir que el cuerpo se adapte y mejore.

En general, mejorar el rendimiento deportivo es un objetivo multifacético que requiere un enfoque integral. Al centrarse en la fuerza funcional, el ejercicio cardiovascular, el entrenamiento de la flexibilidad, los ejercicios y la práctica de deportes específicos, y la nutrición y recuperación adecuadas, los atletas y los entusiastas del ejercicio pueden mejorar sus capacidades y habilidades físicas y lograr sus objetivos atléticos.

III. Objetivos de Composición Corporal

Reducir la Grasa Corporal

Los objetivos de composición corporal, como la reducción de la grasa corporal, son objetivos comunes de fitness para muchas personas. El porcentaje de grasa corporal se refiere a la cantidad de grasa en tu cuerpo en comparación con tu peso corporal total. Reducir la grasa corporal puede mejorar tu salud en general, reducir el riesgo de enfermedades crónicas y mejorar tu apariencia física. En este artículo, exploraremos varios métodos para reducir la grasa corporal, incluidos cambios en la dieta, ejercicio y modificaciones en el estilo de vida.

Cambios Dietéticos

El primer paso para reducir la grasa corporal es hacer cambios en la dieta. Para perder grasa corporal, debes crear un déficit de calorías, lo que significa que debes consumir menos calorías de las que quema tu cuerpo. Un déficit moderado de calorías de 500 a 750 calorías por día puede ayudarte a perder 0.5 a 1 kilo de grasa corporal por semana. Para lograr esto, es posible que debas reducir el tamaño de las porciones, limitar la ingesta de alimentos ricos en calorías y elegir alimentos ricos en nutrientes y bajos en calorías, como frutas, verduras, proteínas magras y granos integrales.

Otro aspecto importante para reducir la grasa corporal es controlar la ingesta de macronutrientes. La ingesta de macronutrientes se refiere a la cantidad de carbohidratos, proteínas y grasas que consumes. La proporción ideal de macronutrientes para la pérdida de grasa varía de persona a persona, pero una pauta general es consumir 40-60 % de sus calorías de carbohidratos, 20-30 % de proteínas y 10-30 % de grasas. Consumir una dieta rica en proteínas puede ayudar a preservar la masa muscular mientras se pierde grasa corporal. Además, reducir la ingesta de alimentos procesados y azúcares agregados puede mejorar su salud en general y facilitar el mantenimiento de un déficit de calorías.

Ejercicio

Junto con los cambios dietéticos, el ejercicio es un componente clave para reducir la grasa corporal. El entrenamiento de fuerza puede ayudar a aumentar la masa muscular, lo que puede impulsar tu metabolismo y ayudarte a quemar más calorías en reposo. Los ejercicios de entrenamiento de resistencia, como sentadillas, estocadas, peso muerto y press de banca, pueden ayudar a construir músculo en los principales grupos musculares de tu cuerpo.

El ejercicio cardiovascular también es importante para reducir la grasa corporal. El ejercicio aeróbico, como correr, andar en bicicleta o nadar, puede ayudar a quemar calorías y mejorar la salud cardiovascular. El entrenamiento a intervalos de alta intensidad (HIIT) es una forma particularmente efectiva de ejercicio cardiovascular para perder grasa. HIIT implica ráfagas cortas de ejercicio de alta intensidad seguidas de períodos de descanso o ejercicio de baja intensidad. Este tipo de ejercicio puede ayudarte a quemar más calorías en menos tiempo que el cardio tradicional de estado estable.

Además del entrenamiento de fuerza y el ejercicio cardiovascular, la incorporación de movimientos y actividades funcionales en tu rutina de ejercicios puede ayudar a mejorar el estado físico general y la composición corporal. Los movimientos funcionales, como las sentadillas, el peso muerto y las estocadas, utilizan múltiples grupos musculares y pueden ayudar a mejorar el equilibrio, la coordinación y la flexibilidad.

Modificaciones en el Estilo de Vida

Junto con los cambios en la dieta y el ejercicio, hacer modificaciones en el estilo de vida también puede ayudar a reducir la grasa corporal. Dormir lo suficiente es importante para perder peso, ya que la falta de sueño puede alterar las hormonas que regulan el apetito y el metabolismo. Trata de dormir de 7 a 9 horas por noche para apoyar tus esfuerzos de pérdida de peso.

El estrés también puede desempeñar un papel en el aumento de peso y la dificultad para perderlo. El estrés crónico puede conducir a un aumento del cortisol, una hormona que puede promover el almacenamiento de grasa. Practicar técnicas para reducir el estrés, como la meditación, el yoga o la respiración profunda, puede ayudar a reducir los niveles de cortisol y favorecer la pérdida de peso.

Además de controlar el estrés, reducir el consumo de alcohol y dejar de fumar también puede apoyar los esfuerzos para perder peso. El alcohol y el tabaquismo pueden contribuir a la inflamación y dificultar los esfuerzos para perder peso.

Ser Responsable

Finalmente, ser responsable puede ayudarte a mantenerte al día con tus objetivos de composición corporal. Establecer objetivos específicos y medibles puede ayudarte a realizar un seguimiento del progreso y mantenerte motivado. Registrar tu alimentación o tus rutinas de ejercicio también puede ser una herramienta valiosa para mantenerte al tanto de tus avances y detectar aspectos a mejorar. Adicionalmente, contar con el respaldo de amigos, familiares o un profesional puede ser de gran ayuda en la consecución de tus metas de composición corporal. Dicho apoyo puede manifestarse a través de estímulo, responsabilidad y consejos para adoptar un estilo de vida saludable.

Es importante recordar que alcanzar los objetivos de composición corporal requiere tiempo, esfuerzo y paciencia. No es una solución rápida o un enfoque único para todos. Requiere constancia en hábitos saludables como ejercicio regular, una dieta balanceada y nutritiva, y sueño e hidratación adecuados.

En general, reducir la grasa corporal puede generar muchos beneficios, como una mejor salud física, una mayor confianza y una mejor calidad de vida. Al establecer metas realistas y alcanzables, crear un plan y ser constante y paciente, es posible lograr y mantener una composición corporal saludable.

Construyendo Masa Muscular Magra

La composición corporal se refiere a la proporción de grasa, músculo, hueso y otros tejidos que componen nuestro cuerpo. Para muchas personas, lograr la composición corporal deseada implica desarrollar masa muscular magra y reducir la grasa corporal. Desarrollar masa muscular magra es importante por una variedad de razones, que incluyen mejorar la fuerza y la función en general, aumentar el metabolismo y mejorar el rendimiento deportivo.

Hay varios factores clave a considerar cuando se trabaja para desarrollar masa muscular magra:

1. **Entrenamiento de resistencia**: La forma más efectiva de desarrollar masa muscular magra es a través del entrenamiento de resistencia, como levantamiento de pesas, ejercicios de peso corporal o ejercicios con bandas de resistencia. Cuando levantamos pesas, creamos pequeños desgarros en nuestras fibras musculares. A medida que estas fibras se reparan a sí mismas, se vuelven más fuertes y más grandes, lo que resulta en un aumento de la masa muscular.

2. **Sobrecarga progresiva**: Para seguir construyendo músculo, es importante desafiar continuamente a nuestros músculos con pesos cada vez más pesados o mayor resistencia. Este concepto se conoce como sobrecarga progresiva. Al aumentar gradualmente las demandas de nuestros músculos, los obligamos a adaptarse y fortalecerse.

3. **Nutrición adecuada**: La construcción de masa muscular magra requiere una ingesta adecuada de proteínas, que es esencial para la reparación y el crecimiento muscular. Además de proteínas, una dieta equilibrada rica en carbohidratos, grasas saludables y micronutrientes también es importante para apoyar el crecimiento y la recuperación muscular.

4. **Descanso y recuperación suficientes**: Nuestros músculos crecen y se reparan durante los períodos de descanso, no durante el ejercicio. Es importante dar a nuestros músculos tiempo para recuperarse entre entrenamientos, así como dormir lo suficiente y controlar el estrés para apoyar la recuperación general.

Además de estos factores clave, existen otras estrategias que pueden ayudar a fomentar la construcción de masa muscular magra:

1. **Entrenamiento de intervalos de alta intensidad (HIIT)**: HIIT es una forma de ejercicio cardiovascular que implica breves ráfagas de actividad intensa seguidas de períodos de

descanso. La investigación sugiere que la incorporación de HIIT en un programa de entrenamiento puede ayudar a aumentar la masa muscular y al mismo tiempo reducir la grasa corporal.

2. **Recuperación activa**: Además de los días de descanso, la incorporación de actividades de recuperación activa como yoga, estiramiento o cardio ligero puede ayudar a apoyar la recuperación y el crecimiento muscular.

3. **Postura y técnica adecuadas**: la postura y la técnica adecuadas durante los ejercicios de entrenamiento de resistencia son esenciales para maximizar la activación muscular y minimizar el riesgo de lesiones.

4. **Consistencia y Paciencia**: Desarrollar masa muscular magra es un proceso lento que requiere consistencia y paciencia. Es importante seguir una rutina de entrenamiento regular y ser paciente, ya que el progreso lleva tiempo.

5. **Seguimiento del progreso**: El seguimiento del progreso puede ayudar a proporcionar motivación y garantizar que las estrategias de entrenamiento y nutrición funcionen de manera efectiva. Esto puede implicar mantener un registro de entrenamiento, tomar fotos del progreso o medir la composición corporal usando herramientas como calibradores de pliegues cutáneos o una escala de impedancia bioeléctrica.

Si bien desarrollar masa muscular magra puede ser un desafío, es una búsqueda que vale la pena para cualquier persona que busque mejorar la salud, la función y el rendimiento atlético en general. Al incorporar entrenamiento de resistencia, sobrecarga progresiva, nutrición adecuada, descanso y recuperación, y otras estrategias, es posible lograr ganancias significativas en la masa muscular magra con el tiempo.

Culturismo

El culturismo es un deporte y un estilo de vida que consiste en desarrollar masa muscular, reducir la grasa corporal y desarrollar un físico simétrico y estéticamente agradable a través de un entrenamiento riguroso, dedicación y una nutrición estricta. Si bien el culturismo a menudo se asocia con atletas y competidores profesionales, también es un objetivo fitness popular para muchas personas que buscan mejorar su apariencia física y su salud en general.

El culturismo requiere una combinación de entrenamiento con pesas, ejercicio cardiovascular y una dieta cuidadosamente planificada. El objetivo es aumentar el tamaño, la fuerza y la definición de los músculos mientras se reduce la grasa corporal para lograr un físico delgado y musculoso. Desarrollar músculo requiere una sobrecarga progresiva, lo que significa aumentar gradualmente el peso o la resistencia utilizada durante el entrenamiento para desafiar a los músculos y estimular el crecimiento.

El entrenamiento con pesas es el principal modo de ejercicio en el culturismo. Los ejercicios compuestos, como sentadillas, peso muerto, press de banca y remo, se utilizan para apuntar a múltiples grupos musculares a la vez y estimular el crecimiento muscular general. Los ejercicios de aislamiento como flexiones de bíceps, extensiones de tríceps y levantamientos de pantorrillas también se usan para enfocarse en grupos musculares específicos y crear definición.

El ejercicio cardiovascular también es importante para el culturismo. Mientras que el entrenamiento con pesas desarrolla los músculos, el cardio ayuda a reducir la grasa corporal y mejorar la salud cardiovascular. Esto es importante para lograr un físico delgado y musculoso, ya que el exceso de grasa corporal puede oscurecer la definición muscular.

Además del entrenamiento, la nutrición es un componente clave del culturismo. Para construir músculo, el cuerpo requiere un excedente de calorías y proteínas. Una dieta rica en fuentes de proteínas magras como el pollo, el pescado y la carne de res magra, así como en carbohidratos complejos como el arroz integral, la quinoa y las batatas (camote), es esencial para proporcionar la energía y los nutrientes necesarios para el crecimiento muscular. Las grasas saludables como el aguacate, las nueces y el aceite de oliva también son importantes para la salud general y la regulación hormonal.

El culturismo requiere dedicación y disciplina, tanto en el gimnasio como en la cocina. Es importante mantener un programa de entrenamiento constante y seguir un plan de nutrición estructurado para lograr los resultados deseados. El descanso y la recuperación también son esenciales para el crecimiento muscular, ya que el cuerpo repara y reconstruye el tejido muscular durante los períodos de descanso.

Los suplementos también se pueden usar para apoyar el crecimiento y la recuperación muscular. Los culturistas suelen utilizar proteínas en polvo, creatina y aminoácidos de cadena ramificada (BCAA) para aumentar la síntesis de proteínas musculares, mejorar el rendimiento y potenciar la recuperación.

Si bien el culturismo puede brindar muchos beneficios, es importante abordarlo con precaución y evitar prácticas poco saludables o extremas. El sobreentrenamiento, la falta de alimentación y el uso de drogas para mejorar el rendimiento pueden tener consecuencias negativas en la salud física y mental. Es importante consultar con un profesional de fitness calificado y un proveedor médico antes de comenzar un programa de culturismo.

En conclusión, el culturismo es un objetivo fitness popular para aquellos que buscan desarrollar masa muscular, reducir la grasa corporal y lograr un físico delgado y musculoso. Requiere una combinación de entrenamiento con pesas, ejercicio cardiovascular y una dieta cuidadosamente planificada, así como dedicación y disciplina. Si bien puede proporcionar muchos beneficios, es importante abordarlo con precaución y evitar prácticas poco saludables.

Lograr un Físico Tonificado

Lograr una figura tonificada es un objetivo común de composición corporal por el que muchas personas se esfuerzan. Una figura tonificada se caracteriza por un cuerpo delgado y definido, con una clara definición muscular. Este objetivo se logra típicamente a través de una combinación de entrenamiento de resistencia, ejercicio cardiovascular y una dieta saludable.

El entrenamiento de resistencia es esencial para construir músculo y definir el cuerpo. Esto se puede hacer a través del levantamiento de pesas, ejercicios de peso corporal o el uso de bandas de resistencia. Un programa completo de entrenamiento de resistencia debe centrarse en todos los grupos musculares principales, incluidos el pecho, la espalda, los hombros, los bíceps, los tríceps, las piernas y el núcleo. Los ejercicios que se enfocan en estas áreas incluyen press de banca, dominadas, flexiones, sentadillas, estocadas y abdominales.

El ejercicio cardiovascular es importante para quemar calorías y reducir la grasa corporal. Esto se puede hacer a través de actividades como correr, andar en bicicleta, nadar o usar una cinta de correr o una máquina elíptica. Un programa de cardio completo debe incluir tanto el entrenamiento en intervalos de alta intensidad (HIIT) como el cardio de estado estable. HIIT implica ráfagas cortas de ejercicio de alta intensidad seguidas de períodos de descanso, mientras que el cardio de estado estable implica mantener un nivel moderado de intensidad durante un período prolongado de tiempo.

La dieta también es crucial para lograr un físico tonificado. Es importante consumir una dieta rica en proteínas, grasas saludables y carbohidratos complejos mientras se minimizan los alimentos procesados, las bebidas azucaradas y el exceso de alcohol. Comer una dieta balanceada le proporcionará al cuerpo los nutrientes necesarios para construir y reparar los músculos al mismo tiempo que promueve la pérdida de grasa.

Además del ejercicio y la dieta, existen otros factores que pueden contribuir a lograr un físico tonificado. Dormir lo suficiente es importante para la recuperación y el crecimiento muscular, así como para reducir los niveles de estrés. Manejar el estrés también puede ser beneficioso, ya que los altos niveles de estrés pueden conducir a un aumento del cortisol, una hormona que promueve el almacenamiento de grasa.

También es importante establecer metas realistas y seguir el progreso. Esto puede ayudar a mantenerte motivado y hacer ajustes al plan de dieta y ejercicio según sea necesario. Trabajar con un entrenador o personal trainer también puede ser beneficioso, ya que puede brindar orientación y responsabilidad.

En general, lograr un físico tonificado requiere tiempo, dedicación y un enfoque constante del ejercicio, la dieta y los hábitos de estilo de vida. Al seguir un programa completo que incluye entrenamiento de resistencia, ejercicio cardiovascular y una dieta saludable, las personas pueden lograr un cuerpo delgado y definido con una definición muscular visible.

IV. Objetivos de Fitness Especializados

Entrenamiento Para un Maratón o Evento de Resistencia

El entrenamiento para un maratón u otro evento de resistencia requiere un enfoque específico del ejercicio que implica desarrollar la resistencia cardiovascular, la resistencia muscular y la resistencia mental. Ya sea que seas un atleta experimentado o un principiante, prepararse para un maratón requiere una combinación de entrenamiento, nutrición y descanso para ayudarlo a alcanzar tus objetivos.

1. **Establece un plan de entrenamiento**: El primer paso en el entrenamiento para un maratón es desarrollar un plan de entrenamiento que funcione para ti. Este plan debe adaptarse a tu nivel de condición física y experiencia en carrera. El plan debe incluir una combinación de días de carrera, entrenamiento cruzado y descanso. Por lo general, los planes de entrenamiento duran varios meses antes de la carrera, con aumentos graduales en el kilometraje y la intensidad.

2. **Desarrolla resistencia cardiovascular**: Correr es la base del entrenamiento para maratones, por lo que es importante desarrollar su resistencia cardiovascular con el tiempo. Esto se puede hacer aumentando gradualmente el kilometraje, incorporando en tu entrenamiento, carreras de ritmo, entrenamiento a intervalos y entrenamientos en colinas.

3. **Desarrolla la resistencia muscular**: Los eventos de resistencia requieren algo más que ejercicios cardiovasculares fuertes. También necesitas desarrollar resistencia muscular para ayudar a mantener la técnica adecuada y prevenir lesiones. El entrenamiento de fuerza puede ayudar a desarrollar estos

músculos, incluidos ejercicios como sentadillas, estocadas, peso muerto y trabajo central.

4. **Adopta una nutrición correcta:** Prepararte para un maratón demanda una nutrición apropiada para enfrentar las exigencias físicas del entrenamiento de carrera. Esto implica seguir una dieta balanceada que incluya una proporción adecuada de carbohidratos, proteínas y grasas buenas. Asimismo, es crucial hidratarse bien, en particular durante las sesiones de entrenamiento más extensas.

5. **Descansa y recupérate lo suficiente**: El descanso y la recuperación son tan importantes como el entrenamiento cuando se trata de prepararse para un maratón. Esto significa tomar días de descanso, dormir lo suficiente e incorporar prácticas de recuperación como espuma, estiramientos y masajes.

6. **Practica el entrenamiento mental**: El aspecto mental de correr es tan importante como el aspecto físico. Los eventos de resistencia pueden ser mentalmente agotadores, por lo que es importante practicar técnicas como la visualización, el diálogo interno positivo y el establecimiento de metas para mantenerse motivado y concentrado.

7. **Incrementa el kilometraje gradualmente:** Uno de los aspectos más importantes del entrenamiento para un maratón es aumentar tu kilometraje de forma gradual. Es crucial no forzar demasiado rápido, ya que esto puede llevar a lesiones y agotamiento. Aumenta tu kilometraje en no más del 10% cada semana y toma días de descanso según sea necesario.

8. **Incorpora el entrenamiento cruzado**: El entrenamiento cruzado es una parte importante del entrenamiento de maratón, ya que ayuda a prevenir lesiones y mejorar el estado físico general. Actividades como el ciclismo, la natación y el yoga pueden ayudar a mejorar el estado cardiovascular, la resistencia muscular y la flexibilidad.

9. **Prepárate para la carrera**: Además del entrenamiento físico, es importante prepararte para la logística de la carrera. Esto

incluye planificar tu ruta, preparar y probar los alimentos y bebidas que planeas consumir el día de la carrera y comprender las reglas y regulaciones de la carrera.

10. **Mantén la motivación**: En última instancia, mantener la motivación es esencial para entrenar exitosamente para un maratón. Esto se puede lograr estableciendo metas alcanzables, monitoreando tu avance y buscando un compañero de entrenamiento o un grupo de apoyo que te brinde apoyo y aliento. No olvides celebrar tus logros en el camino y disfrutar de la travesía hacia tu objetivo.

Mejorar las Habilidades Específicas del Deporte

Mejorar las habilidades específicas del deporte implica una combinación de entrenamiento físico, preparación mental y práctica. Ya sea que seas un aspirante a atleta o un profesional experimentado, perfeccionar tus habilidades en un deporte en particular requiere dedicación, disciplina y voluntad de aprender y mejorar.

El primer paso para mejorar las habilidades específicas de un deporte es identificar tus fortalezas y debilidades. Esto se puede hacer a través de la autoevaluación, el feedback de entrenadores o instructores y el análisis de tu desempeño en competencias o juegos. Una vez que hayas identificado las áreas que necesitan mejora, puedes comenzar a desarrollar un programa de entrenamiento que se enfoque en esas habilidades específicas.

El entrenamiento físico para habilidades específicas del deporte generalmente implica una combinación de entrenamiento de fuerza, acondicionamiento cardiovascular y ejercicios específicos de habilidades. Por ejemplo, si eres un jugador de baloncesto que busca mejorar tus habilidades de tiro, podrías enfocarte en desarrollar la fuerza de la parte superior del cuerpo a través del entrenamiento con pesas, aumentar tu resistencia mediante ejercicios cardiovasculares como correr o andar en bicicleta, y practicar tu forma de tiro a través de ejercicios de tiro.

La preparación mental también es un componente crucial para mejorar las habilidades específicas del deporte. Esto implica desarrollar fortaleza mental, enfoque y confianza. Las técnicas de visualización, el diálogo interno positivo y el establecimiento de metas pueden usarse para mejorar la preparación mental.

Otro aspecto importante para mejorar las habilidades específicas del deporte es la práctica. La práctica regular y constante es clave para desarrollar y refinar las habilidades. Esto incluye tanto la práctica individual como las prácticas y escaramuzas en equipo. Practicar con compañeros de equipo puede ayudarte a refinar tus habilidades en un entorno similar al de un juego y también te ayuda a desarrollar habilidades de comunicación y trabajo en equipo.

También es importante cuidar tu cuerpo y prevenir lesiones cuando entrenas habilidades específicas del deporte. Esto incluye hacer un calentamiento adecuado antes de los entrenamientos, usar el equipo y la ropa adecuados y tomar días de descanso para que tu cuerpo tenga tiempo de recuperarse y repararse.

Además de la preparación física y mental, la nutrición también desempeña un papel vital en la mejora de las habilidades específicas de un deporte. Consumir una dieta equilibrada que incluya proteínas magras, carbohidratos complejos y grasas saludables puede ayudar a proporcionar combustible a tu cuerpo y optimizar el rendimiento.

Finalmente, trabajar con un coach o entrenador puede ser invaluable para mejorar las habilidades específicas del deporte. Un entrenador experto puede brindarte orientación, apoyo y retroalimentación para ayudarte a desarrollar y perfeccionar tus habilidades. También pueden ayudarte a desarrollar un programa de capacitación personalizado que aborde tus necesidades y objetivos específicos.

En resumen, mejorar las habilidades específicas del deporte implica una combinación de entrenamiento físico, preparación mental, práctica y nutrición adecuada. Al identificar tus fortalezas y debilidades, desarrollar un programa de entrenamiento y trabajar con un coach o entrenador, puedes desarrollar y perfeccionar tus habilidades y lograr el éxito en el deporte elegido.

Entrenamiento Cruzado Para el Estado Físico General

El entrenamiento cruzado es un enfoque fitness que implica participar en una variedad de actividades físicas para lograr un nivel completo de acondicionamiento físico. Esto puede incluir actividades como levantamiento de pesas, correr, andar en bicicleta, nadar, yoga y otras formas de ejercicio que trabajan diferentes grupos musculares y brindan diferentes desafíos cardiovasculares.

Uno de los principales beneficios del entrenamiento cruzado es que puede ayudar a prevenir lesiones al reducir el riesgo de lesiones por sobrecarga que pueden ocurrir cuando alguien realiza un solo tipo de ejercicio de manera repetitiva. Al incorporar una variedad de actividades, el cuerpo puede fortalecer diferentes grupos musculares y reducir la tensión en una zona específica.

Otro beneficio del entrenamiento cruzado es que puede conducir a mejoras generales en el estado físico. Participar en diferentes tipos de ejercicio puede desafiar al cuerpo de nuevas maneras, ayudando a desarrollar resistencia, fuerza y flexibilidad. Esto también puede prevenir el aburrimiento y ayudar a las personas a mantenerse motivadas mientras trabajan en su acondicionamiento físico.

El entrenamiento cruzado puede ser especialmente eficaz para personas que han alcanzado un estancamiento en su progreso físico o que buscan llevarse a nuevos niveles. Al incorporar nuevos y diferentes tipos de ejercicio en su rutina, las personas pueden desafiar su cuerpo de nuevas formas y evitar el estancamiento.

Al realizar un entrenamiento cruzado, es importante variar la intensidad, la duración y la frecuencia de cada actividad para evitar lesiones por uso excesivo y prevenir el agotamiento. También es importante escuchar el cuerpo y descansar cuando sea necesario. Además, una nutrición e hidratación adecuadas son cruciales para satisfacer las necesidades energéticas del cuerpo durante el entrenamiento cruzado.

En general, el entrenamiento cruzado puede ser un enfoque efectivo para las personas que buscan mejorar su estado físico general, prevenir lesiones y desafiarse a sí mismos de nuevas maneras. Al incorporar una variedad de actividades físicas en su rutina, las personas pueden lograr un nivel completo de condición física y alcanzar sus objetivos fitness.

V. Seguimiento del Progreso y Ajuste de Objetivos

Medir Tu Progreso

El seguimiento del progreso es un componente esencial de cualquier programa de fitness, independientemente de tus objetivos. Medir tu progreso puede ayudarte a determinar si estás en camino de alcanzar tus objetivos o si necesitas hacer ajustes en tu programa de entrenamiento. Aquí hay algunas maneras de medir tu progreso:

1. **Medidas corporales**: Tomar medidas de tu cuerpo, como la circunferencia de la cintura, la circunferencia de las caderas y el porcentaje de grasa corporal, puede darte una indicación de cómo está cambiando tu composición corporal con el tiempo.

2. **Peso**: Pesarte regularmente puede ayudarte a hacer un seguimiento de los cambios en tu peso, lo cual puede ser un indicador de progreso.

3. **Fuerza**: Llevar un registro de tus avances en fuerza, como la cantidad de peso que puedes levantar o el número de repeticiones que puedes realizar, puede ayudarte a determinar si tu programa de entrenamiento es efectivo.

4. **Resistencia**: Medir tu resistencia, como el tiempo que tardas en correr una cierta distancia o la cantidad de vueltas que puedes nadar, puede ayudarte a realizar un seguimiento de las mejoras en tu estado cardiovascular.

5. **Flexibilidad**: Medir tu flexibilidad, como la distancia que puedes alcanzar al tocar tus dedos de los pies o el grado de ángulo de una articulación, puede ayudarte a hacer un seguimiento de las mejoras en tu rango de movimiento.

6. **Rendimiento**: Si estás entrenando para un evento o competencia específicos, el seguimiento de tu rendimiento en la práctica o durante el entrenamiento puede ayudarte a determinar si estás progresando hacia tus objetivos.

Es importante recordar que el progreso puede ser lento e incremental, por lo que es importante celebrar las pequeñas victorias en el camino. Sin embargo, si no ves progreso, puede ser hora de reevaluar tu programa de entrenamiento o buscar la guía de un entrenador o instructor profesional.

7. **Mantén un registro de entrenamiento**: Mantener un registro de tus entrenamientos, incluidos los ejercicios realizados, las series, las repeticiones y los pesos, puede ayudarte a ver los patrones y el progreso a lo largo del tiempo. También puede ayudarte a identificar áreas en las que puedes necesitar mejorar o ajustar tu programa de capacitación.

8. **Toma fotos del progreso**: Las fotos del progreso pueden ser una excelente manera de realizar un seguimiento visual de los cambios en la composición de tu cuerpo a lo largo del tiempo. Toma fotos de frente, costado y espalda con la misma iluminación y ropa cada mes para comparar tu progreso.

9. **Usa aplicaciones de fitness y dispositivos portátiles**: Muchas aplicaciones y dispositivos de fitness tienen herramientas incorporadas para hacer un seguimiento del progreso y monitorizar el rendimiento. Pueden proporcionar información sobre todo, desde pasos dados hasta calorías quemadas, facilitando el seguimiento del progreso y la identificación de áreas de mejora.

10. **Busca opiniones**: En última instancia, buscar opiniones de un entrenador, instructor o compañero de entrenamiento puede ser una forma valiosa de evaluar tu avance. Pueden ofrecer una perspectiva imparcial y brindar sugerencias para mejorar tu programa de entrenamiento.

Celebrar los Logros

Celebrar los logros es un componente esencial del seguimiento del progreso y el ajuste de objetivos. Cuando estableces metas, es importante tener una idea clara de cómo se ve el éxito e identificar logros específicos en el camino que puedas celebrar.

Celebrar los logros puede ayudarte a mantenerte motivado y enfocado en tus objetivos. Te proporciona una sensación de satisfacción y te anima a seguir adelante. También te da la oportunidad de reflexionar sobre tu progreso y reconocer lo lejos que has llegado.

Al celebrar los logros, es importante elegir algo que sea significativo para ti. Podría ser tan simple como disfrutar de una comida favorita o disfrutar de una actividad relajante, como un masaje o un día de spa. Alternativamente, puede que prefieras marcar tu progreso con una recompensa más significativa, como una escapada de fin de semana o una nueva pieza de equipo de fitness.

Asimismo, resulta crucial celebrar tus logros de forma que respalde tus metas principales. Por caso, si te propones adelgazar, sería conveniente no recompensarte con comestibles o bebidas que no sean saludables. Alternativamente, podrías darte el gusto de adquirir indumentaria deportiva nueva o inscribirte en esa clase de entrenamiento que tanto te interesaba.

Además de celebrar los logros, también es importante evaluar tu progreso regularmente y ajustar tus objetivos según sea necesario. Esto podría implicar reevaluar tu línea de tiempo, ajustar tu rutina de ejercicios o revisar tu plan de nutrición. Al realizar un seguimiento regular de tu progreso y ajustar tus objetivos, puedes asegurarte de mantenerte en el camino correcto y continuar progresando hacia tus objetivos finales.

Ajuste de Objetivos Según Sea Necesario

El seguimiento del progreso y el ajuste de los objetivos es una parte esencial de cualquier trayectoria de acondicionamiento físico. A medida que avanzas hacia tus metas de fitness, puede ser necesario modificar tus objetivos para mantenerte desafiado y motivado. Ajustar tus metas puede ayudarte a seguir progresando y alcanzar los resultados deseados.

Hay algunas cosas que debes tener en cuenta cuando se trata de ajustar tus objetivos fitness:

1. **Evalúa tu progreso periódicamente**: Es importante evaluar periódicamente tu progreso para determinar si vas por buen camino para alcanzar tus objetivos. Esto se puede hacer a través de pesajes regulares, medidas corporales y evaluaciones de estado físico.

2. **Evalúa tus objetivos**: Tómese un tiempo para evaluar tus objetivos y determinar si aún son relevantes y alcanzables. Si cumpliste con tus metas iniciales, puede ser hora de establecer metas nuevas y más desafiantes.

3. **Consulta con un profesional**: Si no estás seguro de cómo ajustar tus objetivos o cómo seguir progresando, considera consultar con un profesional del fitness o un entrenador. Pueden brindarte orientación y apoyo a medida que ajustas tus objetivos y creas un nuevo plan.

4. **Mantén una mentalidad positiva**: Recuerda que el progreso lleva tiempo y los contratiempos son una parte natural del proceso. Celebra tus éxitos, por pequeños que sean, y mantente positivo y enfocado en sus metas.

5. **Sé flexible**: Ajustar tus objetivos puede requerir cambios en tu rutina de ejercicios o plan de nutrición. Mantén tu mente abierta a hacer cambios y probar cosas nuevas para continuar progresando.

Modificar tus objetivos de fitness es una parte normal y necesaria de cualquier recorrido en el ámbito del acondicionamiento físico. Al evaluar tu progreso de manera regular, revaluar tus metas, consultar con un profesional, mantener una mentalidad positiva y ser flexible, puedes continuar avanzando y lograr los resultados que deseas.

Mantenerse Motivado

Monitorear el avance y adaptar los objetivos es crucial para mantener la motivación y alcanzar las metas de fitness. Es importante reevaluar tu progreso de manera periódica y ajustar tus objetivos según sea necesario para mantener el rumbo y conservar el impulso.

Una forma efectiva de mantenerse motivado es establecer metas pequeñas y alcanzables. Esto puede ayudarte a sentir una sensación de logro y progreso a medida que trabajas hacia tus metas más grandes. También es importante celebrar tus logros en el camino. Esto puede ayudarte a mantenerte motivado y comprometido.

Además de celebrar tus logros, es importante reconocer cuándo es necesario ajustar tus objetivos. Esto puede deberse a cambios en tu estilo de vida, horario o habilidades físicas. Es importante ser flexible y ajustar tus objetivos según sea necesario para evitar la frustración y mantener el progreso.

Monitorear el progreso también es esencial para mantener la motivación y ajustar los objetivos. Esto se puede lograr a través del seguimiento de medidas, como el peso corporal, el porcentaje de grasa corporal y el aumento de la fuerza. También se puede realizar a través del seguimiento del rendimiento, como los tiempos de carrera, los pesos levantados o la cantidad de repeticiones completadas.

Una forma eficaz de realizar un seguimiento del progreso es llevar un registro o utilizar una aplicación de seguimiento de la actividad física. Esto puede ayudarte a ver tu progreso a lo largo del tiempo, identificar áreas de mejora y ajustar tus objetivos en consecuencia.

Mantenerse motivado puede ser un desafío, especialmente cuando el progreso es lento o se producen contratiempos. Una forma efectiva de mantenerse motivado es encontrar un compañero responsable o unirse a una comunidad de fitness. Esto puede proporcionar aliento y apoyo cuando falta motivación.

Otra forma de mantenerse motivado es variar tus entrenamientos y probar nuevas actividades. Esto puede ayudar a prevenir el aburrimiento y mantener las cosas interesantes. Además, incorporar días de descanso en tu rutina de ejercicios puede ayudar a prevenir el agotamiento y mejorar el rendimiento general.

En resumen, monitorear el progreso y ajustar los objetivos son elementos esenciales para mantener la motivación y lograr las metas de fitness. Celebrando los logros, siendo flexible, haciendo seguimiento del avance y buscando maneras de mantener la motivación, puedes conservar el impulso y alcanzar el éxito en tu trayectoria de fitness.

VI. Conclusión

La Importancia de la Persistencia

La persistencia es un factor crítico para lograr cualquier objetivo fitness. Es la cualidad de continuar trabajando hacia tus metas, incluso cuando te enfrentas a obstáculos, contratiempos o dificultades. Cumplir con tu rutina de ejercicios requiere disciplina, dedicación y perseverancia. El camino para alcanzar los objetivos fitness no siempre es fácil, pero con perseverancia, todo es posible.

Hay muchos beneficios de ser persistente en la consecución de tus objetivos de fitness. Aquí hay algunos:

1. Lograr el éxito: La perseverancia es la clave para lograr el éxito en cualquier área de la vida, incluido el fitness. Con perseverancia, puedes superar obstáculos, superar entrenamientos difíciles y seguir adelante incluso cuando el progreso es lento. Se necesita tiempo para ver los resultados, y la perseverancia es lo que te mantendrá en marcha hasta que alcances tus objetivos.

2. Construyendo hábitos: La perseverancia te permite construir hábitos que te ayudarán a mantener un estilo de vida saludable. Cuando trabajas persistentemente para lograr tus objetivos de fitness, se vuelve más fácil hacer que el ejercicio y la alimentación saludable formen parte de tu rutina diaria. Se necesita tiempo para desarrollar hábitos, pero con perseverancia, puedes convertir comportamientos saludables en hábitos para toda la vida.

3. Mejorar la salud mental: La consistencia y la perseverancia en tu rutina de ejercicios pueden ayudar a mejorar tu salud mental. El ejercicio libera endorfinas que mejoran el estado de ánimo y reducen el estrés y la ansiedad. La sensación de logro que proviene de trabajar persistentemente para lograr tus objetivos de fitness también puede aumentar la autoestima y la confianza.

4. Estableciendo un ejemplo positivo: Cuando trabajas persistentemente para lograr tus objetivos fitness, estableces un ejemplo positivo para los demás. Tu dedicación y arduo trabajo pueden inspirar a otros a adoptar hábitos saludables y perseguir sus propios objetivos de acondicionamiento físico.

Si bien la persistencia es importante, también es esencial ser paciente y amable contigo mismo. Recuerde que el progreso lleva tiempo y los contratiempos son normales. Sea flexible y esté dispuesto a ajustar sus objetivos según sea necesario. Celebra tus éxitos, por pequeños que sean, y sigue avanzando. Con persistencia, dedicación y una actitud positiva, puede lograr sus objetivos de acondicionamiento físico y mantener un estilo de vida saludable.

Inspiración Para Establecer y Lograr tus Metas de Fitness

Establecer y alcanzar metas de fitness puede ser un proceso desafiante, pero también es increíblemente gratificante. Cuando te esfuerzas por cumplir tus metas de fitness, puedes mejorar tu salud física, bienestar mental y calidad de vida en general.

Sin embargo, no siempre es fácil mantenerse motivado y enfocado en tus objetivos. Habrá momentos en los que te sientas desanimado o abrumado, y es importante contar con el aliento y el apoyo que necesitas para seguir adelante. Aquí hay algunos consejos que te ayudarán a establecer y alcanzar tus objetivos de fitness:

1. **Comienza con un objetivo claro y específico**: Sé específico sobre lo que quieres lograr y cómo planeas lograrlo. Establece objetivos SMART que sean específicos, medibles, alcanzables, relevantes y con un límite de tiempo. Esto te ayudará a

mantenerte enfocado y motivado mientras trabajas para alcanzar tu meta.

2. **Crea un plan**: Una vez que tengas tu objetivo en mente, crea un plan para lograrlo. Divide tu objetivo en pasos más pequeños y manejables, y crea una línea de tiempo para cada paso. Esto te ayudará a mantenerte organizado y al día.

3. **Sé responsable**: Comparte tu objetivo con los demás y solicita su apoyo. También puedes hacer un seguimiento de tu progreso y recompensarte cuando alcances tus metas.

4. **Mantente motivado**: Encuentra actividades que disfrutes y que te ayuden a mantener la motivación. Esto podría incluir hacer ejercicio con un amigo, probar una nueva clase de fitness, o escuchar tu música favorita mientras haces ejercicio.

5. **Sé paciente**: Recuerda que lograr tus objetivos de fitness requiere tiempo y esfuerzo. No te desanimes si no ves resultados inmediatos. Sigue trabajando y mantente enfocado en tu meta.

6. **Celebra tus logros**: Cuando alcances un objetivo o una meta, tómate un tiempo para celebrar tus logros. Esto te ayudará a mantenerte motivado y enfocado en tu meta.

Recuerda, lograr tus objetivos de fitness no se trata solo de fuerza física y resistencia. También se trata de fuerza mental, perseverancia y la capacidad de esforzarte más allá de tus límites. Con la mentalidad y el apoyo adecuados, puedes establecer y alcanzar tus objetivos de fitness y mejorar tu salud y bienestar en el proceso.

Nota IMPORTANTE

Es hora de dejar de procrastinar y tomar en serio tus objetivos fitness. Sentarse entre series no te llevará a ninguna parte. Necesitas mantener tu sangre fluyendo, mantenerte activo y esforzarte al máximo. Si no estás jadeando y sudando, no te estás ejercitando lo suficiente.

Si pareces aburrido, desinteresado o distraído con tu teléfono, no lo estás dando todo. Estás en el gimnasio por una razón, y esa razón es lograr tus objetivos de fitness. Es hora de actuar como tal.

No dejes que las justificaciones frenen tu avance. Posees la capacidad de dirigir tu camino en el fitness y efectuar transformaciones positivas en tu físico y bienestar. Por lo tanto, ponte de pie, mantén el movimiento y desafíate a ti mismo para ser tu mejor versión. Nunca lograrás tus objetivos quedándote inactivo y sin actuar.

Recuerda, el gimnasio no es un club social ni un lugar para holgazanear. Es un espacio para trabajar duro, sudar y desafiar tus límites. Así que, mantén tu mirada en el objetivo, conserva la motivación y esfuerza. Te sorprenderás de lo que puedes lograr con persistencia y determinación. Levántate y muévete – tu cuerpo y tus metas te lo agradecerán.

CAPÍTULO 3 Entender tu Cuerpo

Anatomía del Cuerpo

Comprender la anatomía del cuerpo es esencial para cualquier persona que busque mejorar su condición física y su salud en general. El cuerpo humano es un intrincado sistema de huesos, músculos, órganos y tejidos, todos trabajando juntos para mantenernos en movimiento y funcionando correctamente. Aquí hay un desglose de algunos de los componentes clave del cuerpo humano:

Huesos: El cuerpo humano está formado por 206 huesos, que le dan estructura y soporte. Los huesos están formados por una combinación de minerales, incluidos el calcio y el fósforo, que les dan su fuerza y densidad. Los huesos del cuerpo se dividen en dos categorías: axiales y apendiculares. El esqueleto axial incluye los huesos del cráneo, la columna vertebral y las costillas, mientras que el esqueleto apendicular incluye los huesos de los brazos, las piernas, la pelvis y la cintura escapular.

Músculos: Los músculos son los actores clave en el movimiento y son responsables de todo, desde caminar hasta levantar pesas. Hay más de 600 músculos en el cuerpo humano, que van desde músculos pequeños e intrincados en la cara hasta músculos grandes y poderosos en las piernas y la espalda. Los músculos están formados por haces de fibras musculares, que se componen de proteínas llamadas actina y miosina. Cuando estas proteínas se deslizan entre sí, crean la contracción que permite el movimiento.

Órganos: Los órganos del cuerpo son responsables de diversas funciones vitales, como la digestión, la respiración y la circulación. Algunos de los principales órganos del cuerpo son el corazón, los pulmones, el hígado y los riñones. Cada órgano tiene una función específica y está formado por tejidos especializados que le permiten llevar a cabo esa función de manera eficiente.

Tejidos: Los tejidos son grupos de células similares que trabajan juntas para realizar una función específica. Hay cuatro tipos principales de tejido en el cuerpo humano: epitelial, conectivo, muscular y nervioso. El tejido epitelial cubre las superficies del cuerpo, mientras que el tejido conectivo proporciona soporte y estructura. El tejido muscular permite el movimiento y el tejido nervioso permite la comunicación entre el cerebro y el resto del cuerpo.

Comprender la anatomía del cuerpo puede ayudarte a tomar decisiones más informadas sobre tu rutina de ejercicios. Por ejemplo, saber qué músculos están involucrados en un ejercicio en particular puede ayudarte a enfocarte en esos músculos de manera más efectiva. También puede ayudarte a comprender por qué pueden ocurrir ciertas lesiones o afecciones y cómo prevenirlas o tratarlas. Al tomarte el tiempo para aprender sobre tu cuerpo, puede optimizar tus entrenamientos y lograr tus objetivos fitness de manera más eficiente.

Fisiología Básica y Funcionamiento

Comprender la fisiología básica y el funcionamiento del cuerpo humano es esencial para mantener una buena salud y optimizar el rendimiento físico. El cuerpo humano es una máquina compleja que se compone de varios sistemas, órganos, tejidos y células, todos los cuales trabajan juntos para mantener la homeostasis y apoyar las funciones corporales vitales.

Uno de los sistemas más importantes del cuerpo humano es el sistema nervioso, el cual es responsable de controlar y coordinar todas las actividades del cuerpo. El sistema nervioso está formado por el cerebro, la médula espinal y los nervios, que transmiten información entre el cerebro y el resto del cuerpo. El cerebro es el centro de comando del sistema nervioso y controla todas las funciones del cuerpo, incluidos el movimiento, la sensación y el pensamiento.

El sistema musculoesquelético es otro sistema esencial en el cuerpo, que es responsable del movimiento y el apoyo. El sistema musculoesquelético está formado por huesos, músculos, tendones y ligamentos. Los huesos proporcionan el marco para el cuerpo, mientras que los músculos proporcionan la fuerza necesaria para mover el cuerpo. Los tendones y ligamentos conectan huesos y músculos y brindan estabilidad a las articulaciones.

El sistema cardiovascular es responsable de transportar oxígeno y nutrientes por todo el cuerpo. El corazón es el centro del sistema cardiovascular, que bombea sangre a través de una red de vasos sanguíneos para llevar oxígeno y nutrientes a las células y órganos. El sistema respiratorio está íntimamente ligado al sistema cardiovascular, ya que es el responsable del intercambio de oxígeno y dióxido de carbono entre el cuerpo y el medio ambiente. Los pulmones son el órgano principal del sistema respiratorio y trabajan junto con el corazón para proporcionar sangre oxigenada al cuerpo.

El sistema digestivo es responsable de descomponer los alimentos y absorber los nutrientes para proporcionar energía al cuerpo. El sistema digestivo incluye la boca, el esófago, el estómago, los intestinos delgado y grueso y varios órganos como el hígado, el páncreas y la vesícula biliar. El sistema urinario es responsable de filtrar y eliminar los productos de desecho del cuerpo. Los riñones son el órgano principal del sistema urinario y son los encargados de filtrar la sangre y producir la orina.

Comprender la fisiología básica y el funcionamiento del cuerpo es importante para mantener una buena salud y prevenir enfermedades. Uno de los factores más importantes para mantener una buena salud es una dieta equilibrada y ejercicio regular. Una dieta saludable proporciona al cuerpo los nutrientes y la energía que necesita para funcionar correctamente, mientras que el ejercicio regular ayuda a mantener la masa muscular, mejorar la salud cardiovascular y prevenir enfermedades crónicas como la obesidad, la diabetes y las enfermedades del corazón.

La actividad física también ayuda a mejorar la salud mental, ya que puede reducir el estrés, la ansiedad y la depresión. El ejercicio libera endorfinas, que son sustancias químicas naturales del cuerpo que producen una sensación de bienestar y felicidad. Además, el ejercicio regular puede ayudar a mejorar la función cognitiva, incluida la memoria y la capacidad de atención.

Para lograr todos los beneficios del ejercicio, es importante comprender los principios de la fisiología del ejercicio. La fisiología del ejercicio es el estudio de cómo responde el cuerpo al ejercicio y cómo optimizar el rendimiento físico. Existen varios principios importantes de la fisiología del ejercicio, incluidos los principios de especificidad, sobrecarga, progresión y reversibilidad.

El principio de especificidad establece que el cuerpo se adaptará específicamente al tipo de ejercicio al que se expone. Por ejemplo, si desea mejorar su rendimiento al correr, debe concentrarse en ejercicios específicos para correr, como intervalos, carreras de ritmo y repeticiones en colinas.

El principio de sobrecarga establece que, para ver mejoras en el rendimiento físico, el cuerpo debe estar expuesto a un nivel de estrés mayor al que está acostumbrado. Esto significa que debe desafiarse continuamente aumentando la intensidad, la duración o la frecuencia de sus entrenamientos.

El principio de progresión establece que a medida que el cuerpo se adapta a un cierto nivel de estrés, el estrés debe incrementarse para poder seguir viendo mejoras en el rendimiento físico. Esto significa que debe aumentar gradualmente la intensidad, la duración o la frecuencia de su programa de ejercicios con el tiempo para evitar sobrecargar su cuerpo y causar lesiones.

Otro factor importante para comprender la fisiología y el funcionamiento básicos es el concepto de adaptación muscular. Cuando desafías a tus músculos a través del ejercicio, responden adaptándose y fortaleciéndose. Este proceso se conoce como hipertrofia y es la base para desarrollar fuerza y masa muscular.

El proceso de adaptación también se aplica a tu sistema cardiovascular. El ejercicio aeróbico regular puede aumentar el tamaño y la eficiencia de tu corazón, lo que lleva a un sistema cardiovascular más fuerte y una mayor resistencia.

También es importante entender el concepto de homeostasis en el cuerpo. La homeostasis se refiere a la capacidad del cuerpo para mantener un entorno interno estable a pesar de los cambios externos. Por ejemplo, cuando haces ejercicio, la temperatura de tu cuerpo aumenta, pero tu cuerpo sudará para refrescarse y mantener una temperatura interna estable. Este es solo un ejemplo de cómo funciona su cuerpo para mantener la homeostasis.

En general, comprender la fisiología y el funcionamiento básicos puede ayudarte a comprender mejor los efectos del ejercicio en tu cuerpo y tomar decisiones informadas sobre tu rutina de ejercicios. Es importante continuar educándote y buscar orientación de profesionales capacitados para asegurarte de que estás logrando tus objetivos de fitness de manera segura y efectiva.

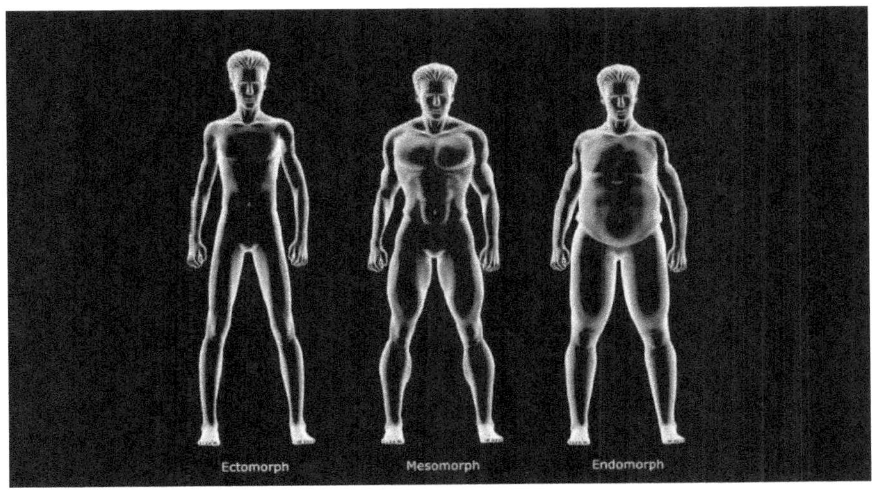

Identificar tu Tipo de Cuerpo

Identificar tu tipo de cuerpo puede ser útil para determinar el mejor enfoque para tu rutina de ejercicios y plan de nutrición. En general, hay tres tipos de cuerpos principales: ectomorfos, mesomorfos y endomorfos.

Los ectomorfos se caracterizan típicamente por tener una constitución delgada y esbelta, con extremidades largas y un bajo porcentaje de grasa corporal. A menudo tienen un metabolismo rápido, lo que les dificulta ganar peso y desarrollar masa muscular. A los ectomorfos generalmente les va bien con ejercicios cardiovasculares y de resistencia, así como con una dieta alta en carbohidratos y proteínas para apoyar el crecimiento muscular.

Los mesomorfos se caracterizan típicamente por tener una constitución más musculosa y atlética, con hombros anchos y una cintura estrecha. A menudo tienen un metabolismo naturalmente equilibrado, lo que les facilita ganar y mantener la masa muscular. A los mesomorfos generalmente les va bien con una combinación de entrenamiento de resistencia y cardio, así como con una dieta balanceada que incluya proteínas, carbohidratos y grasas saludables adecuadas.

Los endomorfos se caracterizan típicamente por tener una constitución más suave y redondeada, con un mayor porcentaje de grasa corporal. A menudo tienen un metabolismo más lento, lo que les facilita aumentar de peso, pero les dificulta perderlo. A los endomorfos generalmente les va bien con el entrenamiento de resistencia para desarrollar masa muscular y aumentar su metabolismo, así como con una dieta baja en carbohidratos y alta en proteínas y grasas saludables.

Si bien el tipo de cuerpo puede ser una herramienta útil para guiar tu rutina de ejercicios y tu plan de nutrición, es importante recordar que el cuerpo de cada persona es único y es posible que no encajes perfectamente en una categoría específica. También es importante escuchar a tu cuerpo y ajustar tu rutina según sea necesario para lograr tus objetivos individuales.

CAPÍTULO 4 Establecimiento de Metas de Fitness

Introducción

La búsqueda de un estilo de vida saludable y en forma es un viaje continuo, y uno de los elementos más cruciales de este viaje es establecer objetivos de fitness claros y alcanzables. El establecimiento de metas es importante porque proporciona dirección, motivación y una sensación de logro. En esta guía completa, discutiremos la importancia de establecer metas, los tipos de metas de acondicionamiento físico, los criterios SMART para establecer metas y estrategias efectivas para ayudarte a lograr los niveles de acondicionamiento físico deseados.

Importancia del Establecimiento de Objetivos en el Fitness

Proporciona Dirección y Enfoque

- Aclara el camino hacia tus objetivos de fitness.

- Ayuda a crear un plan de acción para lograr esos objetivos.

- Previene las distracciones y mantiene el enfoque en los resultados deseados

Mejora la Motivación y el Compromiso

- Fomenta los esfuerzos constantes para alcanzar las metas establecidas.

- Genera un sentido de urgencia para trabajar hacia el logro de las metas.

- Fomenta la confianza en uno mismo y el sentido de la responsabilidad

Supervisa el Progreso y Mide el Éxito

- Permite el seguimiento de las mejoras a lo largo del tiempo.

- Ayuda a identificar las áreas que necesitan mejorar

- Facilita la celebración de logros y mantenerse motivado.

Fomenta el Crecimiento y Desarrollo Personal

- Fomenta el autoconocimiento y la reflexión.

- Mejora las habilidades para la resolución de problemas y la toma de decisiones.

- Fomenta una mentalidad de crecimiento y resiliencia.

Promueve la Responsabilidad y la Disciplina

- Cultiva un sentido de propiedad en el camino hacia el fitness.

- Fomenta la adherencia a un plan estructurado de entrenamiento y nutrición.

- Facilita mantener la constancia y superar los contratiempos.

Tipos de Objetivos de Fitness

1. **Metas a Corto Plazo**

- Objetivos más pequeños y alcanzables en un plazo más corto

- Ejemplos: Aumentar la frecuencia de los ejercicios, mejorar la forma de los ejercicios o perder 3 kilos.

2. **Metas a Largo Plazo**

- Objetivos más grandes y desafiantes que requieren un marco de tiempo más largo.

- Ejemplos: Correr un maratón, lograr una composición corporal específica o dominar técnicas de ejercicio avanzadas.

3. **Objetivos Basados en el Rendimiento**

- Enfocado a mejorar aspectos específicos del rendimiento físico.
- Ejemplos: Aumentar la fuerza, mejorar la resistencia o mejorar la flexibilidad.

4. **Objetivos Basados en la Estética**

- Dirigido a lograr una apariencia física deseada.
- Ejemplos: Tonificar grupos musculares específicos, reducir la grasa corporal o ganar masa muscular.

Criterios SMART Para Establecer Objetivos de Fitness

1. **Específico**

- Define claramente tus objetivos con detalles precisos.
- Identifica lo que quieres lograr, cómo lo lograrás y por qué es importante.

2. **Mensurable**

- Establecer criterios cuantificables para seguir el progreso.
- Ejemplos: Cantidad de pérdida de peso, tiempo para completar una distancia específica o número de repeticiones en un ejercicio.

3. **Alcanzable**

- Asegúrate de que tus objetivos sean realistas y alcanzables dentro de un plazo determinado.
- Considera factores como el nivel de condición física actual, los recursos disponibles y las limitaciones potenciales.

4. **Importante**

- Alinea tus metas con tus objetivos generales de fitness y valores personales.
- Concéntrate en metas que tendrán un impacto significativo en tu salud y bienestar.

5. Limitados en el Tiempo

- Establece una fecha límite para lograr tus objetivos.

- Los plazos crean un sentido de urgencia y fomentan los esfuerzos constantes.

Estrategias Para Alcanzar los Objetivos de fitness

1. Desarrolla un Plan de Acción

- Divide los objetivos en tareas más pequeñas y manejables.

- Crea un plan estructurado de entrenamiento y nutrición para respaldar tus objetivos.

2. Priorizar la Consistencia y la Formación de Hábitos

- Establece una rutina que respalde tus objetivos de fitness.

- Concéntrate en desarrollar hábitos saludables que contribuyan a tus objetivos generales.

3. Busca Orientación y Apoyo Profesional

- Consulta con expertos en fitness o entrenadores para obtener asesoramiento personalizado.

- Únete a una comunidad de fitness o busca el apoyo de amigos y familiares.

4. Supervisar el Progreso y Ajustar Según Sea Necesario

- Realiza un seguimiento regular de tu progreso utilizando varias herramientas y métodos.

- Adapta tu plan o ajusta tus objetivos según sea necesario para mantener el progreso y mantenerte motivado.

5. Enfatiza la Recuperación y el Autocuidado

- Prioriza el descanso y la recuperación para prevenir lesiones y agotamiento.

- Incorpora técnicas de manejo del estrés y actividades que promuevan la relajación.

6. Celebra los Logros y Aprende de los Contratiempos

- Reconoce y prémiate por alcanzar logros menores en el camino hacia tus metas más ambiciosas.

- Reflexiona sobre los reveses y utilízalos como oportunidades de aprendizaje para mejorar tus estrategias y enfoque.

7. Mantén una Mentalidad Positiva y sé Persistente

- Cultiva una mentalidad de crecimiento y cree en tu capacidad para lograr tus objetivos.

- Mantente persistente y comprometido, incluso cuando te enfrentes a obstáculos o estancamientos.

Conclusión:

En conclusión, establecer metas de fitness es un aspecto esencial de un viaje exitoso hacia el fitness. La importancia de fijar objetivos reside en su capacidad para proporcionar dirección, aumentar la motivación, monitorear el progreso, promover el crecimiento personal y fomentar la responsabilidad. Al establecer metas de fitness SMART y aplicar estrategias efectivas para alcanzarlas, puedes lograr un progreso significativo en tu camino hacia el fitness y, en última instancia, mejorar tu salud y bienestar general. Recuerda celebrar tus logros, aprender de los contratiempos y mantener una mentalidad positiva a lo largo del proceso.

CAPÍTULO 5 Fundamentos del Ejercicio

Tipos de Ejercicios

Comprender los diferentes tipos de ejercicios es crucial para crear una rutina de ejercicios completa que satisfaga tus objetivos y necesidades personales. Las cuatro categorías principales de ejercicios incluyen ejercicios aeróbicos, anaeróbicos, de flexibilidad y de equilibrio. Cada tipo tiene un propósito específico y contribuye a la forma física y el bienestar general.

1. Ejercicios Aeróbicos:

Los ejercicios aeróbicos, también conocidos como ejercicios cardiovasculares, son actividades que elevan el ritmo cardíaco y mejoran el consumo de oxígeno. Ayudan a fortalecer el corazón y los pulmones, aumentan la resistencia, queman calorías y mejoran el estado cardiovascular general. Algunos ejemplos comunes de ejercicios aeróbicos incluyen:

- Caminar
- Correr
- Ciclismo
- Nadar
- Saltar la cuerda
- Baile
- Remo

2. Ejercicios Anaeróbicos:

Los ejercicios anaeróbicos implican ráfagas cortas e intensas de actividad que dependen de la energía almacenada en tus músculos, en lugar de oxígeno. Estos ejercicios ayudan a construir fuerza, potencia y masa muscular. También contribuyen al aumento del metabolismo, lo que ayuda a controlar el peso. Los ejercicios anaeróbicos comunes incluyen:

- Levantamiento de pesas
- Ejercicios de peso corporal (p. ej., flexiones de brazos, dominadas y sentadillas)
- Ejercicios pliométricos (por ejemplo, saltos de caja y burpees)
- Entrenamiento interválico de alta intensidad (HIIT)
- Carreras de velocidad

3. Ejercicios de Flexibilidad:

Los ejercicios de flexibilidad se centran en mejorar el rango de movimiento de las articulaciones y los músculos, lo que ayuda a prevenir lesiones, reducir los desequilibrios musculares y mejorar la movilidad general. El entrenamiento regular de la flexibilidad puede aliviar la rigidez muscular y contribuir a una mejor postura. Ejemplos de ejercicios de flexibilidad incluyen:

- Estiramiento estático (p. ej., estiramiento de isquiotibiales, estiramiento de tríceps y estiramiento de pantorrillas)
- Estiramiento dinámico (p. ej., balanceo de piernas, círculos de brazos y círculos de cadera)
- Yoga
- Pilates

4. Ejercicios de Equilibrio:

Los ejercicios de equilibrio tienen como objetivo mejorar la estabilidad y la coordinación, que son esenciales para la prevención de lesiones, el rendimiento deportivo y las actividades diarias. Estos ejercicios a menudo involucran los músculos centrales y pueden ser particularmente beneficiosos para los adultos mayores para prevenir caídas. Algunos ejemplos de ejercicios de equilibrio incluyen:

- Estar de pie en una sola pierna
- Caminar talón con punta
- Tai Chi

- Ejercicios con pelota de estabilidad
- Posturas de equilibrio de yoga (por ejemplo, postura del árbol, guerrero III y postura de media luna)

Incorporar una mezcla de ejercicios aeróbicos, anaeróbicos, de flexibilidad y de equilibrio en tu rutina de fitness puede ayudarte a alcanzar un nivel de forma física integral. Es importante evaluar tus metas personales, preferencias y nivel actual de fitness al seleccionar los ejercicios para incluir en tu régimen de entrenamiento.

Ejercicios Cardiovasculares

Los ejercicios cardiovasculares, también conocidos como ejercicios aeróbicos, son actividades físicas que aumentan la frecuencia cardíaca y la frecuencia respiratoria, mejorando así la eficiencia del corazón, los pulmones y el sistema circulatorio. Estos ejercicios juegan un papel crucial en el mantenimiento de la salud y el estado físico en general al mejorar la resistencia cardiovascular, promover la pérdida de peso, reducir el riesgo de enfermedades crónicas y mejorar el bienestar mental.

1. **Beneficios de los Ejercicios Cardiovasculares:**

- Resistencia cardiovascular mejorada: El ejercicio aeróbico regular fortalece el corazón y los pulmones, lo que les permite trabajar de manera más eficiente.

- Control de peso: Los ejercicios cardiovasculares queman calorías y ayudan a mantener un peso saludable.

- Prevención de enfermedades: La actividad aeróbica regular reduce el riesgo de enfermedades cardíacas, hipertensión, diabetes tipo 2 y ciertos tipos de cáncer.

- Mejora de la salud mental: El ejercicio aeróbico puede ayudar a reducir el estrés, la ansiedad y la depresión, al mismo tiempo que mejora la función cognitiva y la calidad del sueño.

- Mayores niveles de energía: La actividad cardiovascular regular puede mejorar la resistencia y los niveles generales de energía.

2. **Tipos de Ejercicios Cardiovasculares:**

Hay varios tipos de ejercicios cardiovasculares para elegir, que se adaptan a diferentes niveles de condición física y preferencias. Algunos ejemplos comunes incluyen:

- Ejercicios aeróbicos de bajo impacto: Estos ejercicios implican un impacto mínimo en las articulaciones y son ideales para principiantes, adultos mayores o personas con problemas en las articulaciones. Los ejemplos incluyen caminar, nadar y andar en bicicleta.

- Ejercicios aeróbicos de intensidad moderada: Estas actividades elevan el ritmo cardíaco a un nivel moderado y pueden mantenerse durante períodos más prolongados. Los ejemplos incluyen caminar a paso ligero, bailar y trotar.

- Ejercicios aeróbicos de alta intensidad: Estos ejercicios implican ráfagas intensas de actividad seguidas de períodos de recuperación. Los ejemplos incluyen correr, entrenamiento a intervalos y saltar la cuerda.

3. Recomendaciones Para el Ejercicio Cardiovascular:

La American Heart Association recomienda que los adultos realicen al menos 150 minutos de ejercicio aeróbico de intensidad moderada o 75 minutos de ejercicio aeróbico vigoroso por semana, repartidos en varios días. Esto se puede lograr a través de una combinación de varias actividades cardiovasculares que se adapten a las preferencias individuales y niveles de condición física.

4. Consejos Para un Ejercicio Cardiovascular Efectivo:

- Calentamiento y enfriamiento: Siempre incluye un período de calentamiento y enfriamiento para aumentar o disminuir gradualmente tu frecuencia cardíaca, minimizar el riesgo de lesiones y mejorar la eficiencia general del entrenamiento.

- Elije actividades que disfrutes: Participar en ejercicios cardiovasculares que encuentres agradables aumenta la probabilidad de adherencia y éxito a largo plazo.

- Supervisa la intensidad: Realiza un seguimiento de tu frecuencia cardíaca o usa los niveles de esfuerzo percibidos para asegurarte de que tus ejercicios cardiovasculares sean desafiantes pero seguros y apropiados para tu nivel de condición física.

- Progresa gradualmente: Comienza con ejercicios de menor intensidad y aumenta gradualmente la duración, la frecuencia y la intensidad a medida que mejores tu nivel de condición física.

- Varía tu rutina: Incorpora una variedad de ejercicios cardiovasculares para evitar el aburrimiento y trabajar diferentes grupos musculares.

En conclusión, los ejercicios cardiovasculares son un componente esencial de una rutina de ejercicios completa. Al participar en actividad aeróbica regular y elegir ejercicios que se adapten a tus preferencias y nivel de condición física, puedes disfrutar de los numerosos beneficios para la salud asociados con una mejor condición cardiovascular.

Ejercicios de Entrenamiento de Fuerza

Los ejercicios de entrenamiento de fuerza, también conocidos como entrenamiento de resistencia o con pesas, son actividades físicas diseñadas para mejorar la fuerza muscular, la resistencia y el tamaño. Estos ejercicios implican contraer los músculos contra una resistencia, que puede ser proporcionada por el peso de su cuerpo, pesas libres, bandas de resistencia o máquinas. El entrenamiento de fuerza ofrece una variedad de beneficios para la salud, lo que lo convierte en un componente esencial de una rutina de ejercicios completa.

1. **Beneficios de los Ejercicios de Entrenamiento de Fuerza:**

- **Mejora en la fuerza y resistencia muscular**: El entrenamiento de fuerza regular aumenta el tamaño de la fibra muscular y mejora la capacidad de los músculos para generar fuerza.

- **Aumento de la masa muscular magra**: Los ejercicios de resistencia estimulan el crecimiento muscular, lo que conduce a un aumento de la masa muscular magra y a una mejor composición corporal.

- **Aumento de la tasa metabólica**: El aumento de la masa muscular aumenta la tasa metabólica basal, lo que contribuye a un mejor control del peso y a la salud en general.

- **Menor riesgo de lesiones**: Músculos y tejidos conectivos más fuertes ayudan a proteger las articulaciones, mejorando la estabilidad y reduciendo el riesgo de lesiones durante las actividades físicas.

- **Mejora de la densidad ósea**: El entrenamiento de fuerza estimula el crecimiento óseo y aumenta la densidad mineral ósea, reduciendo el riesgo de osteoporosis y fracturas.

- **Mejor estado físico funcional**: El aumento de la fuerza y la resistencia le permiten realizar las tareas diarias de manera más eficiente y con menos fatiga.

2. **Tipos de Ejercicios de Entrenamiento de Fuerza:**

Hay varios tipos de ejercicios de entrenamiento de fuerza para elegir, dirigidos a diferentes grupos musculares y que se adaptan a diferentes niveles de condición física y preferencias. Algunos ejemplos comunes incluyen:

- **Ejercicios de peso corporal**: Estos ejercicios utilizan el peso de tu cuerpo como resistencia y se pueden realizar en cualquier lugar. Los ejemplos incluyen flexiones, dominadas, sentadillas y estocadas.

- **Pesas libres**: Ejercicios que implican el uso de mancuernas, barras o pesas rusas para proporcionar resistencia. Los ejemplos incluyen curl de bíceps, press de banca, peso muerto y press de hombros.

- **Bandas de resistencia**: Estos ejercicios usan bandas elásticas para crear resistencia. Los ejemplos incluyen filas de bandas, sentadillas con bandas y caminatas laterales con bandas.

- **Máquinas**: Ejercicios de entrenamiento de resistencia que utilizan máquinas para proporcionar un rango de movimiento y resistencia controlados. Los ejemplos incluyen prensa de piernas, prensa de pecho y remo sentado.

3. Recomendaciones Para Ejercicios de Entrenamiento de Fuerza:

El Colegio Estadounidense de Medicina Deportiva recomienda que los adultos participen en ejercicios de entrenamiento de fuerza para cada grupo muscular principal al menos dos o tres veces por semana, con 48 horas de descanso entre sesiones para cada grupo muscular. Una rutina equilibrada debe incluir de 8 a 10 ejercicios dirigidos a diferentes grupos musculares, con 2 a 4 series de 8 a 12 repeticiones por ejercicio.

4. Consejos Para Ejercicios Efectivos de Entrenamiento de Fuerza:

- **Calentamiento**: Incluye siempre un período de calentamiento con actividad cardiovascular ligera y estiramientos dinámicos para preparar los músculos para el entrenamiento.

- **Postura adecuada**: Concéntrate en usar la postura y la técnica adecuadas para minimizar el riesgo de lesiones y garantizar resultados óptimos.

- **Sobrecarga progresiva**: Aumenta gradualmente la resistencia, el volumen o la intensidad de tus ejercicios de entrenamiento de fuerza para continuar desafiando tus músculos y promoviendo el crecimiento.

- **Descanso y recuperación**: Permite un descanso adecuado entre entrenamientos para cada grupo muscular para facilitar la recuperación y el crecimiento muscular.

- **Variedad**: Incorpora una combinación de diferentes ejercicios, equipos y estilos de entrenamiento para evitar estancamientos y mantener la motivación.

En conclusión, los ejercicios de entrenamiento de fuerza son un aspecto vital de una rutina integral de ejercicios. Al participar en un entrenamiento de resistencia regular y elegir ejercicios que se adapten a tus preferencias y nivel de condición física, puedes disfrutar de los numerosos beneficios para la salud asociados con la mejora de la fuerza muscular, la resistencia y la condición física funcional en general.

Ejercicios de Flexibilidad y Movilidad

Los ejercicios de flexibilidad y movilidad son componentes esenciales de una rutina de fitness integral, enfocados en mejorar el rango de movimiento (ROM) en tus articulaciones y músculos. Mientras que la flexibilidad se refiere a la capacidad de un músculo para alargarse, la movilidad es la capacidad de una articulación para moverse a través de su ROM completo. Incorporar ejercicios de flexibilidad y movilidad en tu régimen de entrenamiento puede ayudar a prevenir lesiones, reducir desequilibrios musculares, mejorar el rendimiento deportivo y aumentar la aptitud funcional general.

1. **Beneficios de los Ejercicios de Flexibilidad y Movilidad:**

- **ROM mejorado**: El entrenamiento regular de flexibilidad y movilidad aumenta el rango de movimiento de las articulaciones y los músculos, lo que permite un movimiento más eficiente durante las actividades físicas.

- **Menor riesgo de lesiones**: Una mayor flexibilidad y movilidad ayudan a prevenir los desequilibrios musculares y reducen la tensión en las articulaciones, lo que disminuye la probabilidad de lesiones.

- **Mejor rendimiento atlético**: La ROM mejorada permite movimientos más eficientes y potentes en los deportes y otras actividades físicas.

- **Mejor postura**: Estirar los músculos tensos y fortalecer los débiles puede contribuir a mejorar la alineación y la postura.

- **Reducción de la rigidez y el dolor muscular**: Los ejercicios de flexibilidad y movilidad pueden aliviar la rigidez y el dolor muscular, lo que ayuda en la recuperación y la comodidad general.

2. **Tipos de Ejercicios de Flexibilidad y Movilidad:**

Hay varios tipos de ejercicios de flexibilidad y movilidad que se pueden incorporar a tu rutina de ejercicios. Algunos ejemplos comunes incluyen:

- **Estiramiento estático**: Estos estiramientos implican mantener un músculo en una posición alargada durante un tiempo determinado, normalmente de 15 a 30 segundos. Los ejemplos incluyen estiramientos de isquiotibiales, estiramientos de pantorrillas y estiramientos de hombros.

- **Estiramiento dinámico**: Estos estiramientos implican mover los músculos y las articulaciones a través de su ROM completo de manera controlada. Los ejemplos incluyen balanceos de piernas, círculos de brazos y círculos de cadera.

- **Liberación miofascial**: Esta técnica implica el uso de rodillos de espuma, bolas de masaje u otras herramientas para aplicar presión sobre los músculos tensos y la fascia, lo que ayuda a liberar la tensión y mejorar la movilidad. Los ejemplos incluyen espuma rodando los cuádriceps, los isquiotibiales o la parte superior de la espalda.

- **Yoga**: Esta práctica de mente y cuerpo combina respiración controlada, posturas físicas y meditación, mejorando la flexibilidad y la movilidad al mismo tiempo que promueve la relajación y la reducción del estrés.

- **Ejercicios de movilidad**: Estos ejercicios se enfocan en articulaciones o áreas específicas del cuerpo para mejorar la ROM y la calidad del movimiento. Los ejemplos incluyen ejercicios de movilidad del tobillo, ejercicios de movilidad de la cadera y rotaciones de la columna torácica.

3. Recomendaciones Para Ejercicios de Flexibilidad y Movilidad:

Por lo general, se recomienda incluir ejercicios de flexibilidad y movilidad en su rutina de ejercicios al menos 2 o 3 veces por semana. Sin embargo, una práctica más frecuente puede ser beneficiosa, especialmente para personas con músculos tensos o movilidad limitada. Incorporar trabajo de flexibilidad y movilidad como parte de sus rutinas de calentamiento y enfriamiento también puede ser útil para mejorar el rendimiento y reducir el riesgo de lesiones.

4. **Consejos Para Ejercicios Efectivos de Flexibilidad y Movilidad:**

- **Calentamiento primero**: Realiza una actividad cardiovascular ligera o estiramientos dinámicos para calentar los músculos antes de realizar ejercicios de movilidad o estiramientos estáticos.

- **Concéntrate en la postura y la técnica**: Realiza estiramientos y ejercicios de movilidad con la postura y la técnica adecuadas para garantizar la seguridad y la eficacia.

- **Respira profundamente y relájate**: Usa la respiración controlada para promover la relajación y facilitar un estiramiento más profundo.

- **Enfócate en áreas tensas o problemáticas**: Prioriza las áreas con ROM limitado o desequilibrios musculares para mejorar la aptitud funcional general y reducir el riesgo de lesiones.

- **Progresa gradualmente**: Aumenta la intensidad y la duración de tus ejercicios de flexibilidad y movilidad gradualmente con el tiempo para evitar molestias o lesiones.

En conclusión, los ejercicios de flexibilidad y movilidad son aspectos esenciales de una rutina de ejercicios equilibrada. Al participar regularmente en estas actividades y elegir ejercicios que satisfagan tus necesidades y preferencias individuales, puedes disfrutar de los numerosos beneficios asociados con una mayor amplitud de movimiento, prevención de lesiones y condición física funcional general.

CAPÍTULO 6 Nutrición y Dieta

Importancia de la Nutrición

La nutrición juega un papel fundamental en el mantenimiento de la salud general, el bienestar y la función corporal óptima. Se trata de consumir una dieta balanceada que proporcione los nutrientes esenciales, como carbohidratos, proteínas, grasas, vitaminas, minerales y agua, en las cantidades adecuadas. Una buena nutrición es vital por varias razones, incluido el apoyo al crecimiento y el desarrollo, la promoción de la salud física y mental y la prevención de enfermedades crónicas.

1. Crecimiento y Desarrollo:

Una nutrición adecuada es esencial para el crecimiento y el desarrollo en todas las etapas de la vida, desde la infancia hasta la edad adulta. Una dieta equilibrada proporciona los nutrientes y la energía necesarios para el crecimiento de los huesos, músculos y órganos, así como para el desarrollo de las habilidades cognitivas y motoras.

2. Producción de Energía:

Los nutrientes, en particular los carbohidratos, las grasas y las proteínas, son las principales fuentes de energía del cuerpo. Consumir una dieta bien balanceada asegura que tu cuerpo tenga suficiente combustible para realizar las actividades diarias, hacer ejercicio y apoyar funciones corporales esenciales como la digestión, la respiración y la circulación.

3. Salud Física:

Una nutrición adecuada apoya varios aspectos de la salud física, que incluyen:

- **Función del sistema inmunológico**: Una dieta equilibrada proporciona nutrientes esenciales, como vitaminas y minerales, que ayudan a mantener un sistema inmunológico fuerte y protegen contra infecciones y enfermedades.

- **Control de peso**: El consumo de una dieta con un equilibrio adecuado de macronutrientes y calorías ayuda a mantener un peso saludable, lo que reduce el riesgo de obesidad y problemas de salud asociados.

- **Salud ósea y dental**: Los nutrientes como el calcio, la vitamina D y el fósforo son cruciales para mantener huesos y dientes fuertes, previniendo enfermedades como la osteoporosis y problemas dentales.

- **Función y reparación muscular**: Las proteínas y los aminoácidos de fuentes dietéticas son vitales para el crecimiento, la reparación y el mantenimiento de los músculos, especialmente después del ejercicio o una lesión.

4. Salud Mental:

Una buena nutrición también está relacionada con una mejor salud mental, ya que ciertos nutrientes juegan un papel vital en la función cerebral y la producción de neurotransmisores. Una dieta equilibrada puede ayudar a:

- **Mejorar la función cognitiva**: Los nutrientes como los ácidos grasos omega-3, los antioxidantes y las vitaminas B son esenciales para una función cerebral, memoria y aprendizaje óptimos.

- **Regular el estado de ánimo y las emociones**: Una nutrición adecuada puede contribuir a un estado de ánimo estable, ya que algunos nutrientes, como el magnesio y la vitamina D, ayudan a regular la producción de neurotransmisores que afectan el estado de ánimo y las emociones.

- **Reduce el estrés y la ansiedad**: Una dieta equilibrada puede ayudar a controlar los niveles de estrés y ansiedad al proporcionar nutrientes que apoyan el sistema nervioso y la regulación hormonal.

5. Prevención de Enfermedades Crónicas:

Una nutrición adecuada puede ayudar a prevenir el desarrollo de diversas enfermedades crónicas, tales como:

- **Enfermedades cardíacas**: Consumir una dieta rica en frutas, verduras, granos integrales y grasas saludables puede reducir el riesgo de desarrollar enfermedades cardíacas al reducir la presión arterial, los niveles de colesterol y la inflamación.

- **Diabetes tipo 2**: Una dieta balanceada, combinada con actividad física regular y control de peso, puede ayudar a prevenir o controlar la diabetes tipo 2 al mejorar la sensibilidad a la insulina y el control del azúcar en la sangre.

- **Ciertos tipos de cáncer**: Una dieta rica en frutas, verduras y fibra puede ayudar a reducir el riesgo de desarrollar ciertos tipos de cáncer, como el cáncer colorrectal, de mama y de pulmón.

En conclusión, la nutrición es un aspecto fundamental para mantener la salud y el bienestar general. Consumir una dieta balanceada que proporcione todos los nutrientes esenciales en cantidades adecuadas puede mejorar significativamente la salud física y mental, apoyar el crecimiento y el desarrollo y prevenir la aparición de enfermedades crónicas. Es crucial tomar decisiones informadas sobre los alimentos que consumimos y adoptar una dieta equilibrada y variada para satisfacer nuestras necesidades nutricionales.

Macro y Micro Nutrientes

Los nutrientes son sustancias requeridas por el cuerpo para el crecimiento, el mantenimiento y el funcionamiento general. Se pueden dividir en dos categorías principales: macronutrientes y micronutrientes. Los macronutrientes se necesitan en cantidades relativamente grandes, mientras que los micronutrientes se requieren en cantidades más pequeñas. Ambos tipos de nutrientes son esenciales para una salud y un bienestar óptimos.

1. **Macronutrientes:**

Los macronutrientes son nutrientes que el cuerpo necesita en grandes cantidades para proporcionar energía y apoyar los procesos vitales. Incluyen carbohidratos, proteínas y grasas.

- **Carbohidratos**: Los carbohidratos son la principal fuente de energía para el cuerpo. Se descomponen en glucosa, que se utiliza para alimentar varios procesos celulares, incluida la función cerebral. Los carbohidratos se pueden clasificar en simples (azúcares) y complejos (almidones y fibras). Los carbohidratos complejos, que se encuentran en los cereales integrales, las verduras y las legumbres, generalmente se consideran más saludables, ya que brindan energía sostenida y promueven la salud digestiva.

- **Proteínas**: Las proteínas se componen de aminoácidos, que son los componentes básicos de varias estructuras y funciones dentro del cuerpo. Las proteínas son esenciales para el crecimiento, la reparación y el mantenimiento de los tejidos, así como para la síntesis de hormonas, enzimas y anticuerpos. Las fuentes de proteínas incluyen productos de origen animal como carne, pollo, pescado, huevos y productos lácteos, así como fuentes de origen vegetal como legumbres, nueces y semillas.

- **Grasas**: Las grasas son una fuente concentrada de energía y cumplen varias funciones, como apoyar el crecimiento celular, proteger los órganos y facilitar la absorción de vitaminas liposolubles. Las grasas se pueden clasificar en saturadas, insaturadas (monoinsaturadas y poliinsaturadas) y grasas trans. Las grasas no saturadas, que se encuentran en alimentos como el aguacate, las nueces, las semillas y el aceite de oliva, se consideran más saludables, ya que ayudan a reducir los niveles de colesterol y la inflamación.

2. Micronutrientes:

Los micronutrientes son nutrientes necesarios en cantidades más pequeñas, pero siguen siendo cruciales para el correcto funcionamiento del cuerpo. Los micronutrientes incluyen vitaminas y minerales, que desempeñan varias funciones para mantener una salud óptima.

- **Vitaminas**: Las vitaminas son compuestos orgánicos que el cuerpo necesita para llevar a cabo numerosas funciones, como el crecimiento, la función inmunológica y el metabolismo. Las vitaminas se pueden clasificar en dos grupos: liposolubles (vitaminas A, D, E y K) e hidrosolubles (vitamina C y vitaminas del complejo B). Se pueden encontrar en una amplia gama de alimentos, incluidas frutas, verduras, cereales integrales y productos de origen animal.

- **Minerales**: Los minerales son elementos inorgánicos que juegan un papel vital en varios procesos corporales, incluida la formación de huesos y dientes, la función nerviosa y la contracción muscular. Los minerales se pueden clasificar en macrominerales (necesarios en cantidades más grandes), como calcio, fósforo, magnesio, sodio y potasio, y minerales traza (necesarios en cantidades más pequeñas), como hierro, zinc, cobre y selenio. Los minerales se pueden obtener de una variedad de fuentes de alimentos, incluidas frutas, verduras, granos integrales, nueces, semillas y productos animales.

En conclusión, tanto los macronutrientes como los micronutrientes son esenciales para mantener la salud y el bienestar general. Consumir una dieta equilibrada y variada que incluya una amplia gama de alimentos ricos en nutrientes es crucial para garantizar que el cuerpo reciba todos los nutrientes necesarios en las cantidades adecuadas.

Planificación y Preparación de Comidas

La planificación y preparación de comidas implica organizar y preparar las comidas con anticipación para garantizar una dieta equilibrada, nutritiva y variada. Este proceso puede ayudar a ahorrar tiempo, dinero y esfuerzo mientras promueve hábitos alimenticios más saludables. La planificación y preparación de comidas se puede adaptar a las necesidades, preferencias y requisitos dietéticos individuales.

1. **Beneficios de la Planificación y Preparación de Comidas:**

- **Hábitos alimenticios más saludables**: La planificación de las comidas fomenta una alimentación más saludable al proporcionar una estructura para comidas variadas y equilibradas, lo que reduce la probabilidad de depender de opciones de alimentos poco saludables o procesados.

- **Ahorro de tiempo y esfuerzo**: Preparar las comidas con anticipación ayuda a ahorrar tiempo y esfuerzo a lo largo de la semana, lo que facilita el manejo de una agenda apretada sin comprometer la nutrición.

- **Rentable**: La planificación de comidas puede ayudar a reducir el desperdicio de alimentos y permitir compras de comestibles más eficientes, lo que lleva a un ahorro de costos.

- **Control de las porciones**: Planificar y preparar las comidas con anticipación puede ayudar con el control de las porciones y el control del peso al desalentar el comer en exceso o las elecciones impulsivas de alimentos.

- **Reducción del estrés**: Saber qué comer y preparar las comidas con anticipación puede aliviar el estrés asociado con las decisiones de última hora sobre las comidas.

- **Objetivos dietéticos**: La planificación y preparación de comidas puede ayudarte a cumplir objetivos o requisitos dietéticos específicos, como seguir una dieta vegetariana, vegana o sin gluten.

2. **Estrategias para una Organización y Elaboración Exitosa de Comidas:**

- **Evalúa tus necesidades y preferencias**: Ten en cuenta tus necesidades, preferencias y restricciones dietéticas, así como tu horario y habilidades para cocinar, al planificar las comidas.

- **Crea un plan de comidas**: Desarrolla un plan de comidas para la semana o el mes, incorporando una variedad de alimentos de diferentes grupos de alimentos para garantizar una nutrición equilibrada. Planifica el desayuno, el almuerzo, la cena y los refrigerios según sea necesario.

- **Haz una lista de compras**: En base a tu plan de comidas, crea una lista de compras que incluya todos los ingredientes necesarios. Esta lista te ayudará a evitar las compras impulsivas y garantizará que tengas todo lo que necesita para tus comidas.

- **Compra estratégicamente**: Compra comestibles con tu lista en la mano, concentrándote en alimentos frescos, enteros y ricos en nutrientes. Busca productos y ofertas de temporada para ahorrar dinero y maximizar el valor nutricional de tus comidas.

- **Programa tiempo para la preparación de comidas**: reserve tiempo dedicado para la preparación de comidas, como los fines de semana o las noches. Este tiempo se puede usar para cocinar por lotes, preparar ingredientes o preparar comidas para guardarlas en el refrigerador o el congelador.

- **Establece un horario para la elaboración de comidas**: Destina un momento específico para la elaboración de alimentos, como los fines de semana o en las noches. Usa este tiempo para cocinar por lotes, preparar los ingredientes o montar los platos que se guardarán en la nevera o el congelador.

- **Mantenlo simple**: Comienza con recetas simples e ideas de comidas que sean fáciles de preparar y desarrolla tus habilidades y repertorio con el tiempo. Esto hará que el proceso de planificación y preparación de comidas sea más manejable y agradable.

En conclusión, la planificación y preparación de comidas son estrategias efectivas para promover hábitos alimenticios más saludables, ahorrar tiempo y dinero y reducir el estrés relacionado con las decisiones de comidas. Al tomarte el tiempo para planificar, comprar y preparar comidas con anticipación, puedes disfrutar de una dieta más equilibrada y nutritiva que satisfaga tus necesidades y preferencias individuales.

CAPÍTULO 7 Cambios en el Estilo de Vida Para Estar en Forma

Dormir lo Suficiente

Dormir lo suficiente es un cambio de estilo de vida crucial que puede impactar significativamente en tu estado físico y bienestar general. El sueño juega un papel vital en varios aspectos de la salud física y mental, incluyendo los niveles de energía, la función cognitiva, el ánimo y la capacidad del cuerpo para recuperarse del ejercicio. Asegurarte de priorizar y optimizar tu sueño puede mejorar tu camino hacia el fitness y contribuir a un estilo de vida más saludable.

1. **Beneficios de Dormir lo Suficiente Para Estar en Forma:**

- **Mejora del rendimiento físico**: El sueño adecuado es fundamental para un rendimiento físico óptimo, ya que permite que el cuerpo descanse, se repare y reponga las reservas de energía. La falta de sueño puede conducir a una disminución de la resistencia, la fuerza y el tiempo de reacción.

- **Recuperación mejorada**: El sueño es un momento crítico para la reparación y el crecimiento muscular, así como para la liberación de hormonas como la hormona del crecimiento humano (HGH), que desempeña un papel en la regeneración y recuperación de los tejidos.

- **Control de peso**: Dormir lo suficiente puede ayudar a regular el apetito y evitar comer en exceso al mantener niveles adecuados de hormonas del hambre, como la grelina y la leptina. La falta de sueño puede conducir a un aumento de peso y un aumento de los antojos de alimentos poco saludables.

- **Mejor estado de ánimo y motivación**: El sueño adecuado promueve un estado de ánimo estable, reduce el estrés y mejora el bienestar mental general, lo que puede mejorar la motivación y la adherencia a una rutina de ejercicios.

- **Sistema inmunológico más fuerte**: El sueño apoya el sistema inmunológico, ayudando al cuerpo a combatir infecciones y recuperarse más rápidamente de una enfermedad o lesión.

2. **Consejos Para Dormir lo Suficiente:**

- **Establece un horario de sueño regular**: Trata de dormir de 7 a 9 horas por noche y mantener una hora constante para acostarse y despertarse, incluso los fines de semana.

- **Crea un entorno propicio para dormir**: Haz que tu dormitorio sea propicio para dormir manteniendo un espacio fresco, oscuro y tranquilo. Considera usar cortinas opacas, dispositivos de sonido ambiental o tapones para los oídos si es necesario.

- **Limita el tiempo frente a pantallas antes de acostarte**: La exposición a la luz azul de los dispositivos electrónicos puede interrumpir la producción de melatonina, una hormona que regula el sueño. Limita el tiempo frente a una pantalla al menos una hora antes de acostarte y considera usar anteojos que bloqueen la luz azul.

- **Desarrolla una rutina para la hora de acostarse**: Crea una rutina relajante antes de acostarte para indicarle a tu cuerpo que es hora de dormir. Esto puede incluir actividades como leer, tomar un baño tibio o practicar ejercicios de respiración profunda.

- **Controla el estrés**: Implementa técnicas de reducción del estrés, como la meditación, el yoga o escribir un diario, para ayudar a calmar tu mente y prepararte para un sueño reparador.

- **Ten cuidado con la cafeína y el alcohol**: Limita el consumo de cafeína al final de la tarde y al anochecer, ya que puede interferir con el sueño. Además, si bien el alcohol inicialmente puede hacerte sentir somnoliento, puede alterar la calidad de tu sueño.

- **Haz ejercicio regularmente**: Participar en actividad física regular puede ayudar a mejorar la calidad y la duración del sueño. Sin embargo, evita el ejercicio intenso demasiado cerca de la hora de acostarse, ya que puede hacer que sea más difícil conciliar el sueño.

En conclusión, dormir lo suficiente es un cambio de estilo de vida crítico que puede afectar significativamente tu camino hacia el fitness y tu bienestar general. Al priorizar el sueño e implementar estrategias para mejorar la calidad del sueño, puede apoyar la recuperación, el rendimiento y la salud general de tu cuerpo.

Manejando el Estrés

Manejar el estrés es un cambio de estilo de vida vital que puede afectar significativamente tu estado físico y bienestar general. El estrés puede afectar negativamente varios aspectos de la salud física y mental, incluida la calidad del sueño, el estado de ánimo, la motivación y la función inmunológica. Al incorporar técnicas efectivas de manejo del estrés en tu rutina diaria, puede mejorar tu capacidad para lidiar con el estrés y mejorar significativamente tu camino hacia el fitness.

1. **Ventajas de Controlar el Estrés en la Actividad Física:**

- **Bienestar mental mejorado**: El manejo eficaz del estrés puede conducir a un estado de ánimo más estable, una mayor motivación y una mejor salud mental en general, todo lo cual contribuye a un viaje de fitness exitoso.

- **Mejor calidad del sueño**: Controlar el estrés puede mejorar la calidad y la duración del sueño, lo que, a su vez, respalda el rendimiento físico, la recuperación y la salud en general.

- **Mejora la función inmunitaria**: El estrés crónico puede afectar negativamente al sistema inmunitario, lo que dificulta la lucha contra las infecciones y la recuperación de enfermedades o lesiones. Manejar el estrés puede ayudar a mantener un sistema inmunológico fuerte.

- **Control de peso**: El estrés elevado puede provocar la ingesta emocional y potenciar la preferencia por comidas no saludables, lo que podría resultar en aumento de peso. Controlar el estrés te permite tener una mayor regulación de tus hábitos de alimentación y favorecer un manejo efectivo del peso.

- **Mayor concentración y productividad**: Los niveles más bajos de estrés pueden mejorar la concentración y la productividad, lo que facilita mantener el compromiso con tus objetivos de fitness y mantener un estilo de vida saludable.

2. **Consejos Para Manejar el Estrés:**

- **Actividad física regular**: El ejercicio es un calmante natural para el estrés, ya que libera endorfinas, conocidas por mejorar el estado de ánimo y reducir los niveles de estrés. Realiza una actividad física regular que disfrutes, como caminar, nadar o practicar yoga.

- **Conciencia plena y meditación**: Practicar la conciencia plena y la meditación puede ayudarte a ser más consciente de tus pensamientos y emociones, permitiéndote responder al estrés de manera más efectiva. Dedica tiempo cada día para practicar técnicas de conciencia plena o meditación, como la respiración profunda, la relajación muscular progresiva o la visualización guiada.

- **Establece un equilibrio entre la vida laboral y personal**: Esfuérzate por mantener un equilibrio saludable entre tu vida personal y profesional. Establece límites, prioriza el cuidado personal y haz tiempo para pasatiempos y actividades que disfrutas fuera del trabajo.

- **Conéctate con otros**: Construir y mantener fuertes conexiones sociales puede ayudar a brindar apoyo y un sentido de pertenencia, lo que puede ayudar a aliviar el estrés. Comunícate con amigos, familiares o grupos de apoyo para compartir tus sentimientos y experiencias.

- **Practica una buena gestión del tiempo**: La gestión eficaz del tiempo puede ayudarte a sentirte más en control de tu horario, reduciendo los niveles de estrés. Prioriza tareas, delega responsabilidades y divide grandes proyectos en pasos más pequeños y manejables.

- **Mantén una dieta saludable**: Comer una dieta equilibrada y rica en nutrientes puede ayudar a respaldar la capacidad de tu cuerpo para hacer frente al estrés. Incluye muchas frutas, verduras, cereales integrales, proteínas magras y grasas saludables en tu dieta.

- **Duerme lo suficiente**: Prioriza el sueño y establece un horario de sueño regular para asegurarte de que estás bien descansado y mejor equipado para manejar el estrés.

- **Busca ayuda profesional**: Si tienes dificultades para manejar el estrés por tu cuenta, considera buscar la ayuda de un profesional de la salud mental, como un terapeuta o consejero, que pueda brindarte orientación y apoyo.

En conclusión, controlar el estrés es un cambio de estilo de vida esencial que puede afectar significativamente tu camino hacia el fitness y tu bienestar general. Al incorporar técnicas de manejo del estrés en tu rutina diaria, puede mejorar tu capacidad para lidiar con el estrés, apoyar la recuperación y el rendimiento de tu cuerpo y mantener un estilo de vida más saludable.

Hábitos y Elecciones Saludables

Adoptar hábitos saludables y tomar decisiones conscientes es crucial para el éxito a largo plazo en tu camino hacia el fitness y el bienestar general. Estos cambios de estilo de vida pueden impactar significativamente en tu salud física y mental, llevando a una mejora en la calidad de vida. Al incorporar hábitos saludables y tomar decisiones conscientes en varios aspectos de tu vida, puedes apoyar tus metas de fitness y mantener un estilo de vida equilibrado.

1. **Beneficios de los Hábitos Saludables y Elecciones Acertadas en el Ámbito del Fitness:**

- **Mejor salud física**: Tomar decisiones saludables en áreas como la dieta, el ejercicio y el sueño puede conducir a una mejor salud física, incluido el control del peso, mayores niveles de energía y menor riesgo de enfermedades crónicas.

- **Bienestar mental mejorado**: La adopción de hábitos saludables puede contribuir a una mejor salud mental, incluido un mejor estado de ánimo, reducción del estrés y aumento de la autoestima.

- **Mayor motivación y adherencia**: Establecer hábitos saludables puede hacer que sea más fácil mantenerte motivado y comprometido con tus objetivos de fitness a lo largo del tiempo.

- **Éxito a largo plazo**: Desarrollar y mantener hábitos saludables puede aumentar tus posibilidades de lograr el éxito a largo plazo en tu camino hacia el fitness, además del bienestar general.

2. **Consejos Para Establecer Hábitos y Elecciones Saludables:**

- **Establece metas realistas**: Establece metas alcanzables, específicas y medibles relacionadas con tu estado físico y tu salud. Revisa y ajusta regularmente tus objetivos según sea necesario para asegurarte de que sigan siendo relevantes y motivadores.

- **Concéntrate en la nutrición**: Priorice una dieta balanceada y rica en nutrientes que incluya una variedad de frutas, verduras, granos integrales, proteínas magras y grasas saludables. Ten en cuenta el tamaño de las porciones y evita el consumo excesivo de alimentos procesados, bebidas azucaradas y refrigerios poco saludables.

- **Mantente físicamente activo**: Participa en una actividad física regular que disfrutes, como caminar, andar en bicicleta, nadar o bailar. Trata de realizar al menos 150 minutos de ejercicio aeróbico de intensidad moderada o 75 minutos de ejercicio aeróbico de intensidad vigorosa por semana, junto con actividades de entrenamiento de fuerza al menos dos veces por semana.

- **Prioriza el sueño**: Asegúrate de obtener de 7 a 9 horas de sueño de calidad cada noche estableciendo un horario de sueño constante, creando una rutina relajante a la hora de acostarse y optimizando tu entorno de sueño.

- **Controla el estrés**: Incorpora técnicas de control del estrés en tu rutina diaria, como la conciencia plena, la meditación, los ejercicios de respiración profunda o la participación en pasatiempos y actividades que disfrutes.

- **Mantente hidratado**: Bebe mucha agua a lo largo del día para mantener una hidratación adecuada, que es esencial para la salud general, el rendimiento físico y el control del peso.

- **Genera apoyo social**: Conéctate con amigos, familiares o grupos de fitness que comparten objetivos similares y pueden brindar aliento, motivación y responsabilidad.

- **Rompe los hábitos no saludables**: Identifica y aborda los hábitos no saludables, como el consumo excesivo de alcohol, el tabaquismo o la alimentación emocional, y desarrolla estrategias para superarlos.

- **Realiza cambios graduales**: Concéntrate en realizar cambios pequeños y sostenibles en tu estilo de vida en lugar de intentar cambios drásticos. Este enfoque puede ayudarte a desarrollar hábitos duraderos y aumentar tus posibilidades de éxito a largo plazo.

- **Sé paciente y persistente**: Reconoce que desarrollar hábitos saludables y hacer cambios en el estilo de vida requiere tiempo y esfuerzo. Sé paciente contigo mismo y recuerda que los contratiempos son una parte natural del proceso. Mantente comprometido y sigue trabajando hacia tus metas.

En conclusión, la adopción de hábitos saludables y la toma de decisiones conscientes en varios aspectos de tu vida pueden tener un impacto significativo en tu recorrido hacia el fitness y el bienestar general. Al centrarse en áreas como la nutrición, la actividad física, el sueño y el control del estrés, puede respaldar tus objetivos fitness, mejorar tu salud física y mental y mantener un estilo de vida equilibrado.

CAPÍTULO 8 Seguimiento y Medición del Progreso

Seguimiento del Progreso

El seguimiento del progreso es un aspecto esencial para monitorear y medir tu trayectoria de fitness. Evaluar regularmente tu avance puede ayudarte a mantenerte motivado, identificar áreas para mejorar, ajustar tus objetivos según sea necesario y celebrar tus logros. Al utilizar diversos métodos para rastrear tu progreso, puedes obtener una mejor comprensión de cómo tus esfuerzos están contribuyendo a tu estado físico y bienestar general.

1. **Beneficios del Seguimiento del Progreso:**

- **Mayor motivación**: Ver un progreso tangible puede aumentar tu motivación y ayudarte a mantenerte comprometido con tus objetivos de fitness.

- **Evaluación y ajuste de objetivos**: El seguimiento del progreso te permite evaluar la eficacia de tus estrategias actuales y realizar los ajustes necesarios en tus objetivos, rutinas o hábitos.

- **Identificación de fortalezas y debilidades**: Monitorear tu progreso puede ayudarte a identificar áreas en las que sobresales y áreas que pueden requerir enfoque y esfuerzo adicionales.

- **Responsabilidad**: El seguimiento regular de tu progreso puede ayudarte a mantener un sentido de responsabilidad, lo que puede contribuir a una mejor adherencia a tu plan de acondicionamiento físico.

- **Reconocimiento de logros**: El seguimiento del progreso te permite reconocer y celebrar tus logros, lo que puede brindarte una sensación de satisfacción y reforzar tu compromiso en tu camino hacia el fitness.

2. Métodos Para el Seguimiento del Progreso:

- **Mantén un registro de entrenamiento**: Registra los detalles de tus entrenamientos, incluidos los ejercicios, las series, las repeticiones, los pesos y la duración. Esta información puede ayudarte a realizar un seguimiento de las mejoras en tu rendimiento e identificar áreas de crecimiento.

- **Utiliza aplicaciones de fitness**: Haz uso de aplicaciones para el seguimiento del fitness o dispositivos portátiles, como pulseras de actividad o relojes inteligentes, para monitorear diversos aspectos de tu condición física, incluyendo la actividad física, frecuencia cardíaca, sueño y nutrición.

- **Mide la composición corporal**: Mide regularmente tu composición corporal, que incluye el porcentaje de grasa corporal, la masa corporal magra y el peso. Esta información puede proporcionar una representación más precisa de tu progreso que el peso por sí solo.

- **Toma fotos de tu progreso**: Toma fotos de ti mismo a intervalos regulares (p. ej., mensualmente) para realizar un seguimiento visual de los cambios en tu físico. Recuerda usar iluminación, ropa y poses consistentes para hacer comparaciones precisas.

- **Registra tus récords personales**: Lleva un registro de tus récords personales (PRs) para diferentes ejercicios o actividades físicas, como tu tiempo más rápido en una milla o tu sentadilla más pesada. Celebra los nuevos PRs como una señal de progreso y mejora en tu condición física.

- **Observa variaciones en tu estado anímico**: Toma nota de las mejoras en tu bienestar total, como un aumento en tu vitalidad, una mejora en la calidad de tu descanso y un estado de ánimo más positivo, ya que estos aspectos también son señales de avance en tu camino hacia el fitness.

- **Establece objetivos basados en el rendimiento**: Establece objetivos relacionados con aspectos específicos de tu estado físico, como aumentar la distancia que recorres, mejorar tu flexibilidad o levantar pesas más pesadas. Realiza un seguimiento de tu progreso hacia estos objetivos para mantenerse enfocado y motivado.

En conclusión, el seguimiento del progreso es un aspecto crucial del seguimiento y la medición de su viaje de acondicionamiento físico. Evaluar regularmente su progreso utilizando varios métodos puede ayudarlo a mantenerse motivado, ajustar sus objetivos según sea necesario y reconocer sus logros. Al realizar un seguimiento constante de su progreso, puede mantener la responsabilidad y asegurarse de que sus esfuerzos contribuyan a su estado físico y bienestar general.

Evaluación del Éxito

Evaluar el éxito en tu trayectoria de fitness es crucial para comprender la efectividad de tus esfuerzos y mantener la motivación. Valorar tu progreso utilizando diversos criterios puede ofrecer percepciones valiosas sobre tu estado físico y bienestar general. Al evaluar regularmente tu éxito, puedes tomar decisiones informadas sobre tus metas de fitness, rutinas y hábitos para asegurar un crecimiento y mejora continuos.

1. **Beneficios de Evaluar el Éxito:**

- **Mayor motivación**: Reconocer Tus logros puede aumentar tu motivación y reforzar tu compromiso con el acondicionamiento físico.

- **Evaluación y ajuste de metas**: Evaluar tu éxito to ayuda a determinar si tus metas, estrategias y rutinas actuales son efectivas o si se necesitan ajustes.

- **Mejor comprensión del progreso**: La evaluación de tu éxito puede proporcionar una comprensión integral de tu progreso en varios aspectos de tu estado físico y bienestar.

- **Toma de decisiones informada**: La evaluación periódica de tu éxito te permite tomar decisiones basadas en datos sobre tu plan fitness, lo que garantiza un crecimiento y una mejora continuos.

cuerpo continúe enfrentando desafíos y adaptándose a nuevos estímulos.

- **Mayor adherencia**: Ajustar tu plan de fitness para que se adapte mejor a tus necesidades, preferencias y estilo de vida puede mejorar la adherencia y el éxito a largo plazo.

2. **Aspectos Clave a Considerar al Ajustar tu Plan:**

- **Reevaluación de objetivos**: Revisa periódicamente tus objetivos de fitness y determina si es necesario ajustarlos en función de tu progreso, preferencias o circunstancias actuales.

- **Variedad de ejercicios**: Incorpora nuevos ejercicios o modifica los existentes para apuntar a diferentes grupos musculares, desarrollar nuevas habilidades o superar estancamientos.

- **Intensidad y volumen de entrenamiento**: Ajusta la intensidad y el volumen de tus entrenamientos para asegurarte de continuar desafiando a tu cuerpo y progresando hacia tus objetivos.

- **Recuperación y descanso**: Vuelve a evaluar tus rutinas de recuperación y descanso para asegurarte de que le estás dando a tu cuerpo el tiempo suficiente para recuperarse y evitar el sobreentrenamiento.

- **Nutrición**: Revisa tus hábitos dietéticos y considera hacer ajustes para respaldar mejor tus objetivos de fitness, como aumentar la ingesta de proteínas, optimizar el horario de las comidas o ajustar el consumo de calorías.

- **Manejo del estrés y sueño**: Evalúa tus técnicas de manejo del estrés y hábitos de sueño, haciendo los ajustes necesarios para mejorar el bienestar general y respaldar tu proceso de fitness.

- **Apoyo social y responsabilidad**: busca apoyo social adicional, cómo unirte a un grupo de ejercicios o solicitar la ayuda de un compañero de ejercicios, para mejorar la motivación y la responsabilidad.

3. Consejos Para Ajustar tu Plan:

- **Realiza cambios graduales**: Concéntrate en hacer pequeños ajustes incrementales a tu plan de fitness en lugar de intentar revisiones drásticas. Este enfoque puede ayudarte a adaptarte mejor a los cambios y mantener el éxito a largo plazo.

- **Busca orientación profesional**: Si no estás seguro de cómo ajustar tu plan o necesitas apoyo adicional, considera trabajar con un entrenador personal, un nutricionista o un profesional de la salud mental para que te oriente y motive.

- **Sé paciente y persistente**: Reconoce que hacer ajustes a tu plan de fitness puede llevar tiempo y que los resultados pueden no ser inmediatos. Sé paciente contigo mismo y persevera en tus esfuerzos.

- **Supervisa y evalúa**: Continúa supervisando y evaluando tu progreso, haciendo más ajustes según sea necesario para garantizar que tu plan de fitness siga siendo efectivo y esté alineado con tus objetivos.

En conclusión, ajustar tu plan de fitness es un aspecto crucial para monitorear y medir el progreso. Al evaluar regularmente tu éxito y realizar los ajustes necesarios, puedes optimizar tu plan de fitness para maximizar resultados, prevenir estancamientos y mantener un éxito a largo plazo. Ser flexible y adaptable en tu enfoque puede ayudarte a superar desafíos y mantenerte comprometido con tu trayectoria de fitness.

CAPÍTULO 9 Superando Barreras

Barreras Comunes para el Estado Físico

Diversos obstáculos pueden impedir que las personas participen exitosamente en actividad física regular o alcancen sus metas de fitness. Comprender estas barreras comunes puede ayudarte a identificar posibles desafíos y desarrollar estrategias para superarlos, lo que finalmente conduce a una trayectoria de fitness más exitosa.

1. **Limitaciones de tiempo**: Los horarios ocupados, el trabajo, la familia y los compromisos sociales pueden dificultar encontrar tiempo para ejercitarse de manera consistente. Para superar esta barrera, prioriza tu fitness programando las sesiones de ejercicio con anticipación, aprovechando sesiones de entrenamiento cortas o incorporando actividad física en tu rutina diaria, como caminar o ir en bicicleta al trabajo.

2. **Falta de motivación**: Muchas personas luchan por mantener la motivación, especialmente cuando se enfrentan a reveses o estancamientos. Para aumentar la motivación, establece objetivos realistas, realiza un seguimiento de tu progreso, celebra los logros y rodéate de personas que te apoyen y que compartan objetivos de fitness similares.

3. **Acceso limitado a los recursos**: Algunas personas pueden enfrentar desafíos para acceder a gimnasios, equipos de fitness o espacios adecuados para la actividad física. Para superar esta barrera, explora opciones alternativas, como ejercicios con el peso corporal, entrenamientos al aire libre o el uso de recursos en línea gratuitos, como videos de entrenamiento y aplicaciones de fitness.

4. **Conocimiento inadecuado**: La falta de conocimiento sobre técnicas de ejercicio efectivas, nutrición adecuada o prácticas de entrenamiento seguras puede obstaculizar el progreso y generar frustración. Para abordar esta barrera, infórmate a través de fuentes confiables, consulta con profesionales del

fitness o considera asistir a clases o talleres para ampliar tus conocimientos.

5. **Limitaciones físicas o problemas de salud**: Las lesiones, discapacidades o condiciones de salud crónicas pueden presentar obstáculos para algunas personas. Para superar estas barreras, consulta con tu médico o un profesional del fitness para desarrollar un plan de fitness seguro y efectivo que se ajuste a tus necesidades y limitaciones específicas.

6. **Restricciones financieras**: El gasto asociado con suscripciones a gimnasios, entrenadores personales o equipamiento para ejercitarse puede resultar excesivo para algunos individuos. Para enfrentar esta barrera, opta por alternativas de bajo costo, como aprovechar recursos gratuitos en internet, adquirir material de ejercicio para el hogar que sea económico, o participar en programas de fitness comunitarios.

8. **Factores sociales o ambientales**: Factores como amigos o familiares que no brindan apoyo, un vecindario inseguro o condiciones climáticas desfavorables pueden crear desafíos para mantener una rutina de ejercicios regular. Para superar estas barreras, busca apoyo social, explora lugares alternativos para hacer ejercicio o considera opciones de entrenamiento en interiores durante las inclemencias del tiempo.

9. **Miedo al juicio o intimidación**: Muchas personas pueden sentirse cohibidas o intimidadas al comenzar una trayectoria de fitness, especialmente en espacios públicos como gimnasios. Para enfrentar esta barrera, comienza con ejercicios con los que te sientas cómodo, considera entrenar en casa o en entornos menos concurridos, o busca el apoyo de un compañero de entrenamiento.

10. **Falta de disfrute**: Si no disfrutas de tu rutina de ejercicios, puede ser un desafío mantenerte comprometido con tu trayectoria de fitness. Para superar esta barrera, experimenta con diferentes tipos de actividades físicas para encontrar aquellas que disfrutes y que sea más probable que mantengas a largo plazo.

11. **Dificultad con la formación de hábitos**: Establecer y mantener hábitos saludables puede ser un desafío para muchas personas. Para abordar esta barrera, concéntrate en hacer cambios pequeños y sostenibles en tu rutina, establece metas específicas y alcanzables, y busca el apoyo de amigos, familiares o comunidades de fitness.

En conclusión, comprender las barreras comunes para el fitness puede ayudarte a identificar posibles desafíos y desarrollar estrategias para superarlos. Al abordar estos obstáculos, puedes aumentar tus probabilidades de alcanzar con éxito tus metas de fitness y mantener una rutina de ejercicio consistente.

Estrategias Para Superar Barreras

Para superar barreras en tu trayectoria de fitness, es esencial desarrollar estrategias efectivas que aborden los desafíos específicos que enfrentas. Aquí hay algunas estrategias para ayudarte a navegar las barreras comunes y mantenerte comprometido con tus metas de fitness:

1. **Gestión del tiempo:**

- Prioriza tus entrenamientos programándolos con anticipación.
- Divide tus entrenamientos en sesiones más pequeñas y manejables.
- Incorpora actividad física en tu rutina diaria, como caminar o andar en bicicleta al trabajo, subir escaleras o hacer ejercicios cortos durante los descansos.

2. **Impulsar la motivación:**

- Establece metas realistas, específicas y medibles.
- Sigue tu progreso y celebra los logros.
- Encuentra un compañero de ejercicios o únete a un grupo de fitness para mejorar la responsabilidad y la motivación.

- Rodéate de personas que te brinden apoyo y que compartan objetivos de fitness similares.

3. Acceso a los recursos:

- Utiliza ejercicios de peso corporal que no requieran equipo.

- Aprovecha los recursos en línea gratuitos, como videos de ejercicios, aplicaciones y blogs de ejercicios.

- Explora los entrenamientos al aire libre en parques, senderos u otros espacios públicos.

- Busca programas o clases de fitness en la comunidad.

4. Amplía tus conocimientos:

- Infórmate a través de fuentes acreditadas, como libros, artículos o podcasts.

- Consulta con profesionales del fitness, como entrenadores personales o nutricionistas.

- Asiste a clases, talleres o seminarios para aprender sobre técnicas de ejercicio, nutrición adecuada o prácticas seguras de ejercicio.

5. Aborda las limitaciones físicas o los problemas de salud:

- Consulta con tu médico o un profesional del fitness para desarrollar un plan de acondicionamiento físico seguro y efectivo que se adapte a tus necesidades y limitaciones específicas.

- Modifica ejercicios o rutinas para adaptarlos a tus capacidades y prevenir lesiones.

- Incorpora prácticas restaurativas, como estiramientos o yoga, para apoyar la recuperación y el bienestar general.

6. Consideraciones financieras:

- Utiliza recursos y aplicaciones en línea gratuitos o de bajo costo.

- Invierte en equipos asequibles para hacer ejercicio en casa, como bandas de resistencia o mancuernas.

- Participa en programas o clases de fitness comunitarios que ofrecen tarifas reducidas o precios accesibles.

7. Maneja los factores sociales o ambientales:

- Busca el apoyo social de amigos, familiares o comunidades de fitness.

- Explora lugares alternativos para hacer ejercicio, como centros comunitarios, parques o instalaciones cubiertas.

- Considera las opciones de entrenamiento en interiores durante las inclemencias del tiempo o en vecindarios inseguros.

8. Aborda el miedo al juicio o la intimidación:

- Comienza con entrenamientos con los que te sientas cómodo.

- Haz ejercicio en casa o en entornos menos concurridos.

- Busca un compañero de entrenamiento que te sirva de apoyo o únete a un grupo de ejercicios con personas con ideas afines.

9. Encuentra actividades divertidas:

- Experimenta con diferentes tipos de actividades físicas para encontrar aquellas que disfrutes y que sea más probable que mantengas a largo plazo.

- Considera participar en actividades o clases grupales, como danza, artes marciales o deportes en equipo.

- Alterna tu rutina para evitar el aburrimiento y mantener el interés.

10. Establecer y mantener hábitos saludables:

- Concéntrate en hacer cambios pequeños y sostenibles en tu rutina.

- Establece objetivos específicos y alcanzables para trabajar.

- Emplea métodos para establecer hábitos, como la agrupación de hábitos o el empleo de indicadores visuales, para fortalecer conductas nuevas.

- Busca el apoyo de amigos, familiares o comunidades de fitness para ayudarte a mantener la coherencia y la responsabilidad.

En conclusión, superar las barreras en tu camino hacia el fitness requiere un enfoque proactivo y el desarrollo de estrategias efectivas adaptadas a tus desafíos específicos. Al abordar estos obstáculos, puedes mejorar tus posibilidades de lograr con éxito tus objetivos de fitness y mantener una rutina de ejercicios constante.

Construyendo un Sistema de Apoyo

Un sistema de apoyo sólido es vital para superar barreras en tu trayectoria de fitness, ya que proporciona motivación, ánimo y responsabilidad. Construir un sistema de apoyo implica conectar con individuos con intereses similares, aprovechar las relaciones existentes y utilizar recursos que promuevan un estilo de vida positivo y saludable. Aquí hay algunas estrategias para construir un sistema de apoyo.

1. **Comparte tus metas**: Comunica tus metas de fitness a amigos, familiares y colegas. Compartir tus objetivos puede aumentar tu sentido de responsabilidad y ayudarte a obtener el apoyo de quienes te rodean.

2. **Busca compañeros de entrenamiento**: Identifica amigos, familiares o colegas que compartan objetivos o intereses de fitness similares. Participen en actividades físicas juntos, como asistir a clases grupales, participar en deportes de equipo o salir a caminar o correr.

3. **Únete a grupos o clubes de fitness**: Conéctate con grupos o clubes de fitness locales que se centren en actividades específicas, como correr, andar en bicicleta, nadar o caminar.

Estos grupos a menudo ofrecen entrenamientos estructurados, eventos sociales y oportunidades para conocer personas con intereses similares.

4. **Participa en comunidades de actividad física en línea**: Únete a foros en línea, grupos de redes sociales o aplicaciones dedicadas a la actividad física y el bienestar. Estas plataformas pueden brindar recursos valiosos, motivación y un sentido de camaradería, incluso si no tienes acceso a una red de apoyo en persona.

5. **Solicita la ayuda de profesionales**: Trabaja con entrenadores personales, nutricionistas o profesionales de la salud mental que puedan brindarte orientación y apoyo expertos. Estos profesionales pueden ayudarte a desarrollar un plan de fitness personalizado, superar las barreras y mantenerte responsable.

6. **Asiste a clases o talleres grupales**: Participa en clases o talleres grupales de fitness en gimnasios, centros comunitarios o estudios. Estos entornos brindan la oportunidad de aprender nuevas habilidades, conocer personas de ideas afines y obtener el apoyo de instructores y compañeros participantes.

7. **Aprovecha la tecnología**: Utiliza aplicaciones de fitness, dispositivos portátiles o plataformas en línea que faciliten conexiones sociales y apoyo. Muchas aplicaciones ofrecen características como seguimiento del progreso, establecimiento de metas y foros comunitarios, donde puedes conectar con otros y compartir tus logros.

8. **Crea un entorno de apoyo**: Rodéate de influencias positivas que respalden tus objetivos de fitness, como citas inspiradoras, imágenes o historias de éxito. Además, considera eliminar o reducir la exposición a influencias negativas que puedan socavar tu progreso.

9. **Participa en actividades sociales centradas en el ejercicio**: Participa en eventos, como caminatas benéficas, carreras o desafíos de ejercicio, que combinen la interacción social con la actividad física. Estos eventos pueden ayudarte a conectarte

con otros, construir tu red de apoyo y reforzar tu compromiso con tus objetivos fitness.

10. **Estar abierto al apoyo**: Acepta ayuda, ánimo y consejos de otros y muestra disposición para corresponder. Construir un sistema de apoyo es un proceso bidireccional que requiere apertura, vulnerabilidad y la disposición tanto para dar como para recibir apoyo.

En conclusión, construir un sistema de apoyo es crucial para superar las barreras en su camino hacia el fitness. Al conectarse con personas de ideas afines, aprovechar las relaciones existentes y utilizar recursos que promuevan un estilo de vida positivo y saludable, puede mejorar tus posibilidades de lograr con éxito tus objetivos de fitness y mantener una rutina de ejercicios constante.

CAPÍTULO 10 Mantenerse Motivado y Constante

Encontrar la Motivación

Mantener la motivación y la consistencia en tu trayectoria de fitness es crucial para lograr un éxito a largo plazo. Encontrar motivación implica identificar tus factores impulsores personales, establecer metas claras y utilizar diversas estrategias para mantenerte involucrado y comprometido con tu rutina de fitness. Aquí hay algunos consejos para encontrar y sostener la motivación:

1. **Identifica su "por qué"**: Determina las razones subyacentes detrás de tus objetivos de fitness, como mejorar la salud en general, aumentar la confianza, reducir el estrés o lograr un hito atlético específico. Tener una comprensión clara de tu "por qué" puede proporcionar una base sólida para mantener la motivación.

2. **Establece objetivos específicos, medibles y alcanzables**: Establece objetivos SMART (específicos, medibles, alcanzables, relevantes, con límite de tiempo) para proporcionar una hoja de ruta clara para su viaje de acondicionamiento físico. Divide metas más grandes en hitos más pequeños y manejables para crear una sensación de progreso y logro.

3. **Realiza un seguimiento de tu progreso**: Controla regularmente tu progreso a través de registros de actividad física, aplicaciones o dispositivos portátiles. El seguimiento de tu progreso puede ayudarte a mantenerte enfocado en tus objetivos, celebrar los logros e identificar áreas de mejora.

4. **Encuentra actividades que disfrutes**: Involúcrate en actividades físicas que te encanten y que anheles hacer. Prueba distintos ejercicios, clases o deportes hasta encontrar aquellos que te llenen de entusiasmo y hagan que tu rutina de fitness sea más divertida y gratificante.

5. **Varía tu rutina**: Introduce diversidad en tu rutina de ejercicios para prevenir el aburrimiento y mantener el interés. Cambiar regularmente los ejercicios, las intensidades o los entornos de entrenamiento puede ayudar a mantener tu trayectoria de fitness fresca y atractiva.

6. **Establece una rutina y conviértela en un hábito**: Desarrolla un programa de ejercicios consistente que se adapte a tu estilo de vida y preferencias. Crear un hábito de ejercicio regular puede hacer que sea más fácil mantener la motivación y la constancia a lo largo del tiempo.

7. **Aprovecha el apoyo social**: Conéctate con amigos, familiares o comunidades de fitness que compartan metas similares y puedan brindarte ánimo, responsabilidad y motivación. Participa en entrenamientos grupales, desafíos o eventos para fomentar conexiones sociales y potenciar tu motivación.

8. **Visualiza el éxito**: Utiliza técnicas de visualización para imaginarte logrando tus metas de fitness. Visualizar tu éxito puede ayudar a construir autoconfianza, incrementar la motivación y reforzar tu compromiso con tu trayectoria de fitness.

9. **Prioriza las gratificaciones internas**: Desplaza tu atención de las recompensas externas, como reducir peso o cambiar tu aspecto físico, hacia las gratificaciones internas, como sentir más energía, experimentar un mejor ánimo o percibir una sensación de realización. Centrarte en los beneficios personales y emocionales del ejercicio puede ser clave para preservar tu motivación y promover un compromiso duradero con tu rutina de fitness.

Sé paciente y amable contigo mismo: Reconoce que el progreso lleva tiempo y que los contratiempos son una parte normal de cualquier trayectoria de fitness. Practica la autocompasión, celebra tus logros y considera los contratiempos como oportunidades para aprender y crecer.

En conclusión, encontrar y mantener la motivación en tu recorrido por el fitness requiere una combinación de comprensión de tus factores impulsores personales, establecimiento de objetivos claros y utilización de diversas estrategias para mantenerte responsable y comprometido. Al centrarte en estos aspectos, puedes mejorar tu motivación y mantener la constancia, contribuyendo en última instancia al éxito a largo plazo en el logro de tus objetivos de fitness.

Desarrollar una Mentalidad Positiva

Una mentalidad positiva es crucial para mantener la motivación y la consistencia en tu trayectoria de fitness. Cultivar una mentalidad positiva implica centrarse en tus fortalezas, adoptar una mentalidad de crecimiento y desarrollar resiliencia frente a los desafíos. Aquí hay algunas estrategias para ayudarte a crear y mantener una mentalidad positiva:

1. **Concéntrate en tus fortalezas**: Reconoce y celebra tus logros, habilidades y cualidades únicas. Al concentrarte en tus puntos fuertes, puedes desarrollar la confianza en ti mismo y reforzar tu creencia en tu capacidad para tener éxito en tu trayectoria de fitness.

2. **Adopta una mentalidad de crecimiento**: Adopta la creencia de que tus habilidades se pueden desarrollar y mejorar a través del esfuerzo, la persistencia y el aprendizaje. Una mentalidad de crecimiento te alienta a ver los contratiempos y los desafíos como oportunidades de crecimiento y superación personal, en lugar de fracasos.

3. **Practica el diálogo interno positivo**: Sustituye los pensamientos negativos y la autocrítica con afirmaciones positivas y retroalimentación constructiva. El diálogo interno positivo puede contribuir a mejorar tu estado de ánimo, elevar tu autoestima y promover una visión más optimista en tu trayectoria de fitness.

4. **Establece expectativas realistas**: Establece metas alcanzables y realistas que se alineen con tus habilidades y recursos actuales. Al establecer expectativas alcanzables, puedes reducir el riesgo de decepción y mantener una mentalidad positiva.

5. **Sé paciente y amable contigo mismo**: Reconoce que el progreso lleva tiempo y que los contratiempos son una parte normal de cualquier trayectoria de fitness. Practica la autocompasión, celebra tus logros, considera los contratiempos como oportunidades para aprender y crecer y recuerde que la constancia y la dedicación finalmente darán resultados.

6. **Rodéate de positividad**: Crea un entorno de apoyo rodeándote de influencias positivas, como citas inspiradoras, historias de éxito o personas con ideas afines. Aléjate de las influencias negativas que puedan socavar tu progreso o motivación.

7. **Desarrolla la resiliencia**: Construye la resiliencia aprendiendo a hacer frente a los desafíos y contratiempos de una manera saludable y constructiva. Concéntrate en la resolución de problemas, la adaptabilidad y la capacidad de recuperarte de las dificultades, lo que puede ayudarte a mantener una mentalidad positiva incluso frente a la adversidad.

8. **Visualiza el éxito**: Utiliza técnicas de visualización para imaginarte alcanzando tus metas de fitness. Visualizar tu éxito puede ayudar a fortalecer la autoconfianza, aumentar la motivación y reafirmar tu compromiso con tu trayectoria de fitness.

9. **Practica la gratitud**: Expresa regularmente agradecimiento por tus logros, progreso y el apoyo de los demás. Centrarte en los aspectos positivos de tu trayectoria de fitness puede ayudar a cultivar una mentalidad más optimista y agradecida.

10. **Busca apoyo y orientación**: Comunícate con amigos, familiares o profesionales del fitness para obtener apoyo, aliento y consejos. Compartir tus experiencias y aprender de los demás puede ayudar a reforzar tu mentalidad positiva y mejorar tu motivación.

En conclusión, crear y mantener una mentalidad positiva es esencial para mantenerte motivado y constante en tu trayecto hacia el fitness. Al enfocarte en tus fortalezas, adoptar una mentalidad de crecimiento y desarrollar resiliencia, puedes cultivar una perspectiva positiva que respaldará tu éxito a largo plazo y tu bienestar general.

Permanecer Constante

La constancia es fundamental para lograr un éxito a largo plazo en tu trayectoria de fitness. Mantener la consistencia te ayuda a construir hábitos saludables, ver un progreso constante y, en última instancia, alcanzar tus metas de fitness. Aquí tienes algunas estrategias para mantener la consistencia en tu rutina de fitness:

1. **Establece una rutina**: Desarrolla un horario regular de ejercicios que se adapte a tu estilo de vida, preferencias y compromisos. Tener una rutina constante hace que sea más fácil priorizar el ejercicio e incorporarlo a tu vida diaria.

2. **Establece metas realistas**: Crea metas alcanzables y manejables que se alineen con tus habilidades y recursos actuales. Al establecer metas realistas, es más probable que mantengas la coherencia y la motivación.

3. **Haz que el ejercicio sea placentero**: Encuentra actividades que realmente disfrutes y desees realizar. Cuando disfrutas de tus entrenamientos, es más probable que te mantengas constante y comprometido con tu rutina de ejercicios.

4. **Prioriza el ejercicio**: Considera tus sesiones de entrenamiento como citas inamovibles y dale la misma prioridad que a cualquier otro compromiso importante. Adoptar esta mentalidad puede ayudar a garantizar que el ejercicio se mantenga como una parte constante de tu vida diaria.

5. **Comienza poco a poco y aumenta gradualmente**: comienza con entrenamientos más pequeños y manejables y aumenta progresivamente la duración, la intensidad o la frecuencia con el tiempo. Este enfoque puede ayudarte a generar coherencia sin sentirte abrumado o desanimado.

6. **Planifica y prepárate**: Planifica tus entrenamientos con anticipación, incluido el tipo de ejercicio, la duración y el

equipo necesario. Prepararse con anticipación puede ayudarte a mantenerte organizado y comprometido con tu rutina.

7. **Sé flexible**: Mantente abierto a ajustar tu horario de entrenamiento o rutina cuando sea necesario. Eventos de la vida y obstáculos inesperados a veces pueden interrumpir tus planes, así que ser adaptable puede ayudarte a mantener la consistencia incluso cuando te enfrentas a desafíos.

8. **Realiza un seguimiento de tu progreso**: Controle tu progreso a través de registros de actividad física, aplicaciones o dispositivos portátiles. El seguimiento regular de tu progreso puede brindarte una sensación de logro, motivación y responsabilidad, lo que puede ayudarte a mantenerte constante.

9. **Busca apoyo social**: Conéctate con amigos, familiares o comunidades de fitness que compartan metas similares y que puedan brindarte ánimo, responsabilidad y motivación. Interactuar con otros puede ayudarte a mantener la consistencia y el compromiso con tu trayectoria de fitness.

10. **Celebra logros e hitos**: Reconoce y recompénsate por alcanzar hitos, como completar un número específico de entrenamientos, lograr un récord personal o alcanzar una meta de fitness. Celebrar tus logros puede ayudar a reforzar tu compromiso con tu trayectoria de fitness y motivarte a mantener la consistencia.

11. **Sé paciente y amable contigo mismo**: Comprende que el progreso lleva tiempo y que los contratiempos son parte normal de cualquier trayectoria de fitness. Practica la autocompasión y la paciencia y recuerda que la consistencia es la clave para el éxito a largo plazo.

En conclusión, mantener la consistencia en tu trayectoria de fitness requiere una combinación de establecer rutinas, fijar metas realistas y utilizar diversas estrategias para mantenerte comprometido e involucrado. Al enfocarte en estos aspectos, puedes mejorar tu consistencia y, en última instancia, lograr un éxito a largo plazo en tus metas de fitness.

CAPÍTULO 11 Aptitud Para la Vida

Prácticas de Fitness Sostenible

Las prácticas sostenibles de fitness son esenciales para mantener la salud, el bienestar y la calidad de vida en general a largo plazo. Estas prácticas implican la adopción de un enfoque holístico de la aptitud física que enfatiza el equilibrio, la moderación y la adaptabilidad. Aquí hay algunas estrategias para desarrollar y mantener prácticas de fitness sostenibles:

1. **Concéntrate en el equilibrio**: Esfuérzate por tener una rutina de ejercicios completa que incorpore ejercicio cardiovascular, entrenamiento de fuerza y ejercicios de flexibilidad/movilidad. Un enfoque equilibrado puede ayudar a prevenir el sobreentrenamiento, reducir el riesgo de lesiones y promover la salud y el bienestar en general.

2. **Escucha a tu cuerpo**: Presta atención a las señales de tu cuerpo y modifica tus ejercicios según sea necesario. Da importancia al descanso y la recuperación cuando lo requieras y evita presionarte hasta el extremo de lesionarte o caer en el agotamiento.

3. **Establece objetivos realistas**: Establece objetivos de fitness alcanzables a largo plazo que se alineen con tus habilidades, recursos y estilo de vida actuales. Establecer objetivos realistas puede ayudarte a mantener la motivación, la constancia y una mentalidad positiva a lo largo tu trayecto de fitness.

4. **Haz que el ejercicio sea placentero**: Encuentra actividades físicas que realmente disfrutes y desees realizar. Participar en ejercicios agradables puede ayudarte a mantenerte motivado y comprometido con tu rutina de ejercicios.

5. **Prioriza la salud general**: Concéntrate en mejorar tu salud y bienestar general en lugar de concentrarse únicamente en la estética o el rendimiento. Enfatiza los beneficios mentales, emocionales y físicos del ejercicio regular, como mejorar el estado de ánimo, aumentar la energía y reducir el estrés.

6. **Sé adaptable**: Mantente dispuesto a modificar tu rutina de ejercicios según tu nivel de fitness, metas o circunstancias cambien. Un enfoque adaptable puede ayudarte a mantener la consistencia y permanecer involucrado en tu trayectoria de fitness, incluso cuando te enfrentes a obstáculos o contratiempos.

7. **Establece un sistema de apoyo**: Conéctate con amigos, familiares o comunidades de fitness que compartan objetivos similares y puedan brindar aliento, motivación y responsabilidad. Un sistema de apoyo sólido puede ser invaluable para ayudarte a mantener prácticas de fitness sostenibles.

8. **Desarrolla hábitos saludables**: Incorpora hábitos de vida saludables, como una nutrición adecuada, sueño suficiente y manejo del estrés, para apoyar tu trayectoria de fitness. Estos hábitos pueden ayudarte a mantener un éxito a largo plazo y un bienestar general.

9. **Practica la moderación**: Evita las dietas extremas o los regímenes de ejercicio que pueden ser difíciles de mantener en el tiempo. En su lugar, esfuérzate por la moderación y el equilibrio en tu enfoque del ejercicio, centrándote en el progreso gradual y la constancia.

10. **Abraza el aprendizaje continuo:** Mantente informado sobre las últimas tendencias de fitness, investigaciones y mejores prácticas para refinar y mejorar continuamente tu rutina de fitness. Adoptar una mentalidad de aprendizaje continuo puede ayudarte a mantenerte involucrado, motivado y comprometido con tu trayectoria de fitness.

En conclusión, las prácticas de fitness sostenible implican un enfoque holístico de la salud y el bienestar que enfatiza el equilibrio, la moderación y la adaptabilidad. Al centrarse en estos principios y adoptar hábitos saludables, puedes mantener el éxito a largo plazo en tu trayectoria de fitness y mejorar tu calidad de vida en general.

Prevención de Lesiones

La prevención de lesiones es un aspecto esencial para mantener un compromiso de por vida con el buen estado físico. Las lesiones pueden interrumpir tu rutina de ejercicios, provocar contratiempos e impactar negativamente en tu bienestar general. Aquí hay algunas estrategias para ayudarte a prevenir lesiones y mantenerte saludable a lo largo tu trayectoria de fitness:

1. **Calienta adecuadamente**: Siempre incluye un calentamiento antes de tu entrenamiento para aumentar gradualmente tu ritmo cardíaco, mejorar el flujo de sangre a tus músculos y mejorar la flexibilidad. El calentamiento puede ayudar a reducir el riesgo de lesiones y mejorar el rendimiento general de tu entrenamiento.

2. **Enfría y estírate**: Después de tu entrenamiento, tómate el tiempo para enfriar y estirar los músculos. El enfriamiento ayuda a disminuir gradualmente la frecuencia cardíaca, mientras que el estiramiento puede mejorar la flexibilidad, reducir el dolor muscular y ayudar en la recuperación.

3. **Concéntrate en la postura correcta**: Aprende y practica las técnicas de ejercicio correctas para asegurarte de que estás realizando cada movimiento de manera segura y efectiva. La postura correcta no solo reduce el riesgo de lesiones, sino que también optimiza los beneficios de tu entrenamiento.

4. **Aumenta gradualmente la intensidad**: Evita hacer aumentos drásticos en la intensidad, duración o frecuencia de tus entrenamientos. En cambio, aumenta progresivamente estas variables con el tiempo para permitir que tu cuerpo se adapte de manera segura a las nuevas demandas.

5. **Incluye descanso y recuperación**: Prioriza los días de descanso y las sesiones de recuperación activa para que tu cuerpo tenga tiempo de curarse y repararse. El descanso adecuado es crucial para prevenir el sobreentrenamiento, reducir el riesgo de lesiones y promover la salud y el bienestar en general.

6. **Entrenamiento cruzado**: Participa en una variedad de ejercicios y actividades para ayudar a prevenir lesiones por uso excesivo y promover el equilibrio muscular general. El entrenamiento cruzado también puede ayudar a mantener tu rutina de ejercicios fresca y atractiva, lo que reduce el riesgo de agotamiento.

7. **Fortalece tu núcleo o centro**: Un núcleo fuerte puede mejorar la postura, mejorar la estabilidad y reducir la probabilidad de lesiones durante las actividades físicas. Incorpora ejercicios de fortalecimiento de la base, como planchas, puentes y flexiones abdominales, en tu rutina de ejercicios.

8. **Utiliza el equipo apropiado**: Invierte en calzado de alta calidad y soporte, así como en otras prendas de ejercicio apropiadas para las actividades que elijas. El equipo adecuado puede ayudar a prevenir lesiones, mejorar el rendimiento y asegurar tu seguridad durante los entrenamientos.

9. **Escucha a tu cuerpo**: Presta atención a las señales de tu cuerpo y ajusta tus entrenamientos en consecuencia. Si experimentas dolor o molestias, tómate un descanso o modifica el ejercicio para evitar lesiones mayores.

10. **Busca orientación profesional**: Si no estás seguro acerca de tu técnica de ejercicio o necesitas ayuda para prevenir lesiones, consulta con un profesional del fitness, como un entrenador personal o un fisioterapeuta. Pueden proporcionar orientación experta, evaluar tu postura y recomendar modificaciones o ejercicios para ayudar a prevenir lesiones.

Al incorporar estas estrategias en tu rutina de ejercicios, puedes reducir significativamente el riesgo de lesiones y mantener un compromiso constante y de por vida con tu salud y bienestar.

Salud y Bienestar a Largo Plazo

La salud y el bienestar a largo plazo implican mantener un enfoque constante en el estado físico, adoptar hábitos de estilo de vida saludables y priorizar el bienestar general a lo largo de tu vida. Al integrar estos principios en tu rutina diaria, puedes obtener numerosos beneficios físicos, mentales y emocionales y, en última instancia, mejorar tu calidad de vida en general. Estos son algunos aspectos clave para fomentar la salud y el bienestar a largo plazo a través del ejercicio:

1. **Mantén una rutina de ejercicios balanceada**: Participa en una variedad de ejercicios que incluyen actividades cardiovasculares, entrenamiento de fuerza y ejercicios de flexibilidad/movilidad. Este enfoque integral promueve el estado físico general, reduce el riesgo de lesiones y respalda la salud a largo plazo.

2. **Prioriza el bienestar general**: Concéntrate en mejorar tu salud mental, emocional y física mediante la incorporación de prácticas de cuidado personal, el manejo del estrés y el fomento de las conexiones sociales. Este enfoque holístico del bienestar puede ayudarte a mantener un estilo de vida equilibrado y saludable.

3. **Desarrolla hábitos saludables**: Adopta hábitos sostenibles relacionados con la nutrición, el sueño y el manejo del estrés. La nutrición adecuada alimenta tu cuerpo, el sueño adecuado permite la recuperación y el rejuvenecimiento, y las técnicas efectivas de manejo del estrés pueden contribuir a una vida más feliz y saludable.

4. **Mantente constante**: La constancia es clave para mantener la salud y el bienestar a largo plazo. Desarrolla una rutina que funcione para ti y esfuérzate por mantenerla, incluso cuando enfrentes desafíos o contratiempos.

5. **Adopta el aprendizaje permanente**: Mantente informado sobre las últimas investigaciones, tendencias y mejores prácticas sobre salud y estado físico. Refinar y mejorar continuamente tu rutina de ejercicios puede ayudarte a mantenerte responsable, motivado y comprometido con tus objetivos de salud y bienestar a largo plazo.

6. **Sé adaptable**: A medida que cambien las circunstancias de tu vida, prepárate para ajustar tu rutina de ejercicios y tus

objetivos en consecuencia. La adaptabilidad es crucial para mantener el éxito a largo plazo y el bienestar general.

7. **Busca apoyo social**: Cultiva una sólida red de apoyo de amigos, familiares y comunidades de fitness que compartan objetivos similares de salud y bienestar. Estas conexiones pueden proporcionar aliento, motivación y responsabilidad para ayudarte a mantenerte encaminado.

8. **Establece objetivos realistas a largo plazo**: Establece objetivos de fitness alcanzables a largo plazo que se alineen con tus habilidades, recursos y estilo de vida actuales. Al establecer metas alcanzables, puedes mantener la motivación, la constancia y una mentalidad positiva a lo largo de tu proceso de salud y bienestar.

9. **Concéntrate en el progreso, no en la perfección**: Comprende que los contratiempos y los desafíos son una parte normal de cualquier trayecto de fitness. Adopta una mentalidad de crecimiento, celebra tus logros y concéntrate en lograr un progreso continuo en lugar de luchar por la perfección.

10. **Escucha a su cuerpo**: Presta atención a las señales de tu cuerpo y ajusta tus entrenamientos y hábitos de estilo de vida en consecuencia. Respetar las necesidades de tu cuerpo puede ayudarte a prevenir lesiones, evitar el agotamiento y mantener la salud y el bienestar a largo plazo.

En conclusión, fomentar la salud y el bienestar a largo plazo a través del ejercicio implica una combinación de mantener una rutina de ejercicios equilibrada, desarrollar hábitos saludables y priorizar el bienestar general. Al centrarte en estos principios y mantenerte constante, puede mejorar tu salud, felicidad y calidad de vida a largo plazo.

CAPÍTULO 12 Los Fundamentos del Culturismo

I. Introducción

Definición de Culturismo

El culturismo es un deporte y una disciplina de acondicionamiento físico que se enfoca en el desarrollo del tamaño muscular, la simetría y la definición a través del entrenamiento de resistencia, la nutrición y el descanso y la recuperación estratégicos. El objetivo principal del culturismo es maximizar la hipertrofia muscular (crecimiento) y minimizar la grasa corporal para acentuar la apariencia de los músculos individuales y crear un físico estéticamente agradable.

El culturismo implica una combinación de los siguientes elementos:

1. **Entrenamiento de resistencia**: Los culturistas participan en sesiones regulares e intensas de levantamiento de pesas que se enfocan en varios grupos musculares. Los entrenamientos suelen estar estructurados con ejercicios, series y repeticiones específicos diseñados para estimular el crecimiento muscular y promover el equilibrio muscular general.

2. **Nutrición**: Una dieta cuidadosamente planificada es crucial para que los culturistas alimenten sus entrenamientos, apoyen el crecimiento muscular y faciliten la recuperación. La nutrición para el culturismo generalmente enfatiza un equilibrio de macronutrientes (proteínas, carbohidratos y grasas) con un enfoque en el consumo adecuado de proteínas para apoyar la reparación y el crecimiento muscular.

3. **Descanso y recuperación**: El descanso y la recuperación adecuados son esenciales para que los culturistas permitan que sus músculos se reparen y crezcan. Esto incluye dormir lo suficiente e incorporar días de descanso en sus rutinas de ejercicios.

4. **Periodización**: Los fisicoculturistas a menudo utilizan técnicas de periodización para estructurar su entrenamiento, variando la intensidad, el volumen y el enfoque de sus ejercicios a lo largo del tiempo. Este enfoque permite un crecimiento muscular óptimo y ayuda a prevenir estancamientos y sobreentrenamiento.

5. **Posturas y presentación**: En el culturismo competitivo, los atletas son juzgados por su desarrollo muscular, simetría y definición, así como por su capacidad para presentar su físico a través de una serie de poses. Practicar la pose y la presencia en el escenario es un aspecto importante del culturismo, ya que muestra el arduo trabajo y la dedicación del atleta a su oficio.

En resumen, el culturismo es una disciplina que enfatiza el desarrollo de un físico musculoso, bien definido y simétrico a través del entrenamiento de resistencia, la nutrición y el descanso y la recuperación estratégicos. Requiere dedicación, disciplina y esfuerzo constante para lograr el éxito, tanto en términos de apariencia física como de desempeño competitivo.

Culturismo Competitivo y no Competitivo

El culturismo competitivo y no competitivo comparten similitudes en términos de principios de entrenamiento, pero existen diferencias en objetivos, prioridades y enfoques. Así es como uno podría abordar su entrenamiento en función de si está buscando culturismo competitivo o no competitivo:

Culturismo Competitivo:

1. **Entrenamiento periodizado**: Los culturistas competitivos a menudo usan técnicas de periodización, organizando su entrenamiento en distintas fases con intensidad, volumen y enfoque variables. Este enfoque les permite alcanzar su punto máximo en el momento adecuado para las competiciones y ayuda a prevenir estancamientos y sobreentrenamiento.

2. **Planificación nutricional detallada**: La nutrición es crucial en el culturismo competitivo, ya que afecta significativamente el crecimiento muscular y la composición corporal. Los

culturistas competitivos siguen planes de dieta estrictos, centrándose en las proporciones de macronutrientes y el momento de los nutrientes para maximizar el crecimiento muscular y minimizar la grasa corporal.

3. **Práctica de poses**: En el culturismo competitivo, la presentación en el escenario es un aspecto crítico. Los atletas necesitan dominar varias poses que muestren su desarrollo muscular, simetría y definición. La práctica regular de poses es esencial para que los competidores perfeccionen su rutina y presencia en el escenario.

4. **Preparación previa a la competencia**: Al acercarse a una competición, los fisicoculturistas pasan por una fase precompetición que involucra la manipulación cuidadosa de su dieta, entrenamiento y, a veces, suplementación para alcanzar una condición física óptima. Este proceso a menudo incluye reducir la grasa corporal mientras se preserva la masa muscular para crear una fisonomía altamente definida y estética.

Culturismo no Competitivo:

1. **Entrenamiento flexible**: Los fisicoculturistas que no compiten pueden tener más flexibilidad en su enfoque de entrenamiento, centrándose en objetivos y preferencias personales en lugar de alcanzar su punto máximo para las competiciones. Todavía pueden usar técnicas de periodización, pero su entrenamiento puede ser menos estructurado y más adaptable a su estilo de vida.

2. **Nutrición equilibrada**: Si bien la nutrición sigue siendo importante para los culturistas no competitivos, es posible que sigan un plan de dieta menos restrictivo. El enfoque sigue siendo el consumo adecuado de proteínas, carbohidratos y grasas saludables, pero puede haber más espacio para las indulgencias ocasionales y menos énfasis en las proporciones estrictas de macronutrientes.

3. **Énfasis en los objetivos personales**: Los culturistas no competitivos pueden tener una variedad de objetivos personales, como aumentar la masa muscular, mejorar la

composición corporal o mejorar el rendimiento deportivo. Su enfoque de entrenamiento puede variar en función de estos objetivos, lo que les permite adaptar sus entrenamientos a sus necesidades e intereses específicos.

4. **Consistencia y disfrute**: Para los fisicoculturistas no competitivos, el éxito a largo plazo suele depender de la constancia y el disfrute de su rutina de entrenamiento. Pueden dar prioridad a encontrar ejercicios y actividades que disfruten para ayudarlos a mantenerse motivados y comprometidos con su trayectoria de fitness..

En conclusión, la principal diferencia entre el culturismo competitivo y no competitivo radica en los objetivos, las prioridades y el nivel de estructura en el entrenamiento y la nutrición. Los culturistas competitivos necesitan seguir planes estrictos y detallados para lograr la mejor condición física para las competencias, mientras que los culturistas no competitivos tienen más flexibilidad para adaptar su entrenamiento y nutrición a sus metas y preferencias personales.

Breve Historia del Culturismo

El culturismo tiene sus raíces en las civilizaciones antiguas, donde se valoraba mucho la fuerza y el desarrollo muscular. Sin embargo, la práctica moderna del culturismo surgió a finales del siglo XIX y principios del XX. Aquí hay una breve descripción de la historia del culturismo:

1. **Primeros comienzos**: Las civilizaciones antiguas, como los griegos y los egipcios, tenían en alta estima la fuerza física y la musculatura. Las esculturas y obras de arte de estos períodos a menudo representaban físicos idealizados y musculosos, y se practicaron formas tempranas de levantamiento de pesas y entrenamiento de fuerza.

2. **El surgimiento de la cultura física**: A fines del siglo XIX y principios del XX, surgió el movimiento de la cultura física, que enfatiza la importancia de la aptitud física, la fuerza y el bienestar. Pioneros como Eugen Sandow, conocido como el "padre del culturismo moderno", desempeñaron un papel

importante en la popularización del entrenamiento de fuerza y el culturismo.

3. **Las primeras competiciones de culturismo**: A principios del siglo XX se produjeron las primeras competiciones de culturismo, con Eugen Sandow organizando el primer gran concurso, la Gran Competición, en 1901. Este evento marcó el comienzo del culturismo organizado como deporte.

4. **El establecimiento de organizaciones de culturismo**: A mediados del siglo XX, se formaron varias organizaciones para gobernar y promover el culturismo. En particular, la Federación Internacional de Culturismo y Fitness (IFBB) fue establecida en 1946 por Joe y Ben Weider, quienes fueron fundamentales en el crecimiento de este deporte.

5. **La era dorada del culturismo**: Las décadas de 1960 a 1980 a menudo se conocen como la "Era dorada" del culturismo. Este período vio el surgimiento de culturistas legendarios como Arnold Schwarzenegger, Frank Zane y Sergio Oliva. La popularidad del culturismo aumentó durante este tiempo, gracias en parte a la película "Pumping Iron" (1977), que documentó la vida de varios de los mejores culturistas y llevó el deporte a un público más amplio.

6. **El surgimiento del culturismo femenino**: A fines del siglo XX, se produjo el auge del culturismo femenino, con la primera competencia de culturismo femenino, la Ms. Olympia, que se llevó a cabo en 1980. Desde entonces, el culturismo femenino ha ganado popularidad y se han introducido varias categorías. para adaptarse a diferentes físicos y niveles de musculatura.

7. **Culturismo moderno**: Hoy en día, el culturismo se ha convertido en un deporte global, con competencias celebradas en todo el mundo y atletas que participan en varias categorías, como culturismo masculino y femenino, físico clásico, físico masculino y femenino, y más. Los avances en los métodos de entrenamiento, la nutrición y la suplementación han llevado al desarrollo de físicos cada vez más impresionantes.

En resumen, la historia del culturismo abarca siglos, con sus raíces en civilizaciones antiguas y su forma moderna surgiendo a finales del siglo XIX y principios del XX. El deporte ha evolucionado significativamente con el tiempo, expandiéndose para incluir el culturismo femenino y varias categorías de competencia. El culturismo continúa creciendo en popularidad, y su influencia se puede ver en las comunidades más amplias de entrenamiento físico y de fuerza.

Beneficios del Culturismo

El culturismo ofrece numerosos beneficios, que van desde mejoras físicas hasta el bienestar mental y emocional. Aquí hay algunos beneficios clave de participar en el culturismo:

1. **Aumento de la masa muscular**: El culturismo se centra en estimular la hipertrofia muscular (crecimiento), lo que conduce a un aumento del tamaño y la fuerza muscular. Esto no solo mejora el físico, sino que también mejora las capacidades físicas generales.

2. **Mejora de la composición corporal**: El culturismo ayuda a reducir la grasa corporal y aumentar la masa muscular magra, lo que da como resultado una apariencia más estética y definida. Esta composición corporal mejorada puede aumentar la confianza en uno mismo y promover una imagen corporal positiva.

3. **Mejora del rendimiento físico**: La fuerza y la resistencia obtenidas a través del culturismo pueden mejorar el rendimiento físico general, facilitando las tareas diarias y mejorando el rendimiento en otros deportes y actividades físicas.

4. **Huesos y articulaciones más fuertes**: El entrenamiento de resistencia, un componente clave del culturismo, ayuda a aumentar la densidad ósea y fortalece los tejidos conectivos alrededor de las articulaciones. Esto puede reducir el riesgo de osteoporosis y disminuir la probabilidad de lesiones relacionadas con las articulaciones.

5. **Mejor postura y menor riesgo de lesiones**: El culturismo fomenta el desarrollo de un físico equilibrado y simétrico. Al fortalecer los grupos de músculos opuestos, los culturistas pueden mejorar su postura y reducir los desequilibrios musculares, lo que puede ayudar a prevenir lesiones.

6. **Aumento de la tasa metabólica**: Desarrollar y mantener la masa muscular requiere energía, lo que aumenta la tasa metabólica en reposo. Esto significa que quema más calorías en reposo, lo que facilita el control de su peso y composición corporal.

7. **Mejora de la salud mental**: El culturismo puede tener efectos positivos en la salud mental, incluida la reducción del estrés, la mejora del estado de ánimo y el aumento de la autoestima. El ejercicio libera endorfinas, que se sabe que mejoran los sentimientos de bienestar y felicidad.

8. **Mayor disciplina y enfoque:** El fisicoculturismo requiere un esfuerzo constante, dedicación y atención al detalle tanto en el entrenamiento como en la nutrición. Esta disciplina puede trasladarse a otros aspectos de la vida, como el trabajo y las relaciones personales.

9. **Establecimiento y logro de objetivos**: El culturismo fomenta el establecimiento y el trabajo hacia objetivos específicos, como aumentar la masa muscular, mejorar la composición corporal o competir en un espectáculo de culturismo. Alcanzar estas metas puede fomentar una sensación de logro y crecimiento personal.

10. **Beneficios sociales**: Participar en el culturismo puede conducir a nuevas conexiones sociales y un sentido de pertenencia dentro de la comunidad fitness. Esta red de apoyo puede proporcionar motivación, aliento y camaradería en su camino hacia el acondicionamiento físico.

En resumen, el culturismo ofrece numerosos beneficios, que incluyen mayor masa muscular, mejor composición corporal, mayor rendimiento físico, huesos y articulaciones más fuertes, mejor postura, mayor tasa metabólica, mejor salud mental, mayor disciplina y concentración, establecimiento y logro de metas y beneficios sociales. Participar en el culturismo puede conducir a una vida más sana, feliz y satisfactoria.

II. Pilares Fundamentales del Fisicoculturismo

Comprender el Crecimiento Muscular

El crecimiento muscular, o hipertrofia, es un componente clave del culturismo. Comprender los mecanismos subyacentes del crecimiento muscular puede ayudarte a optimizar tu entrenamiento y nutrición para obtener los mejores resultados. Estos son los componentes básicos del crecimiento muscular en el culturismo:

1. **Tensión mecánica**: El entrenamiento de resistencia, como el levantamiento de pesas, genera tensión mecánica en los músculos. Esta tensión provoca microtraumatismos en las fibras musculares, lo que luego le indica al cuerpo que inicie un proceso de reparación. La tensión mecánica es esencial para estimular el crecimiento muscular y se logra sobrecargando progresivamente los músculos mediante el aumento de la resistencia, el volumen o la frecuencia.

2. **Daño muscular**: El microtrauma causado por la tensión mecánica conduce al daño muscular, lo que desencadena una respuesta inflamatoria y activa las células satélite. Las células satélite son cruciales para la reparación y el crecimiento muscular, ya que se fusionan con las fibras musculares dañadas y ayudan a formar nuevas hebras de proteínas musculares, lo que aumenta el tamaño y la fuerza del músculo.

3. **Estrés metabólico**: El entrenamiento con muchas repeticiones y períodos de descanso cortos genera estrés metabólico en el músculo, lo que lleva a la acumulación de subproductos metabólicos como lactato e iones de hidrógeno. Se cree que este estrés metabólico contribuye al crecimiento muscular al estimular la liberación de hormonas anabólicas,

promover la inflamación celular y aumentar la síntesis de proteínas musculares.

4. **Síntesis de proteínas**: El crecimiento muscular se produce cuando la tasa de síntesis de proteínas musculares (MPS) supera la tasa de degradación de proteínas musculares (MPB). El entrenamiento de resistencia estimula la MPS, pero es necesaria una ingesta adecuada de proteínas en la dieta para proporcionar los componentes básicos (aminoácidos) necesarios para la síntesis de nuevo tejido muscular.

5. **Factores hormonales**: Hormonas como la testosterona, la hormona del crecimiento y el factor de crecimiento similar a la insulina 1 (IGF-1) juegan un papel importante en el crecimiento muscular. Estas hormonas ayudan a regular el proceso de síntesis de proteínas, promueven la activación de las células satélite y apoyan la recuperación y el crecimiento muscular en general.

6. **Nutrición y recuperación**: La nutrición, el descanso y la recuperación adecuados son esenciales para maximizar el crecimiento muscular. Consumir suficientes proteínas, carbohidratos y grasas saludables asegura que tu cuerpo tenga los nutrientes necesarios para reparar y hacer crecer el tejido muscular. Además, el sueño y el descanso adecuados entre sesiones de entrenamiento permiten que los músculos se recuperen y se adapten al estímulo del entrenamiento.

En conclusión, comprender los componentes básicos del crecimiento muscular en el culturismo implica reconocer los roles de la tensión mecánica, el daño muscular, el estrés metabólico, la síntesis de proteínas, los factores hormonales y la nutrición y la recuperación. Al optimizar estos factores a través de estrategias de entrenamiento, nutrición y recuperación, puedes promover efectivamente el crecimiento muscular y lograr tus objetivos de culturismo.

Importancia de una Nutrición Adecuada

Una nutrición adecuada es un componente crítico del culturismo, ya que proporciona el combustible necesario para el entrenamiento y los componentes básicos para el crecimiento y la recuperación muscular. Aquí hay algunas razones por las que una nutrición adecuada es esencial para el éxito del culturismo:

1. **Energía para el entrenamiento**: Los carbohidratos son la principal fuente de energía para el ejercicio de alta intensidad, como el levantamiento de pesas. Consumir una cantidad adecuada de carbohidratos asegura que tengas suficiente energía para rendir al máximo durante tus entrenamientos y mantener la intensidad de tu entrenamiento.

2. **Crecimiento y reparación muscular**: La proteína es crucial para la reparación y el crecimiento muscular, ya que proporciona los aminoácidos necesarios para la síntesis de proteínas musculares. Consumir suficiente proteína ayuda a garantizar que tu cuerpo tenga los recursos necesarios para reparar y hacer crecer el tejido muscular, que es esencial para el progreso del culturismo.

3. **Equilibrio hormonal**: Una dieta bien equilibrada, que incluya grasas saludables, es esencial para mantener el equilibrio hormonal. Las hormonas como la testosterona y la hormona del crecimiento juegan un papel importante en el crecimiento y la recuperación muscular. El consumo de grasas saludables, como las que se encuentran en los aguacates, las nueces y los pescados grasos, ayuda a respaldar la producción óptima de hormonas.

4. **Recuperación y función inmunitaria**: Una nutrición adecuada favorece la recuperación y la función inmunitaria, lo cual es crucial para los culturistas que someten regularmente sus cuerpos a estrés a través de un entrenamiento intenso. Los micronutrientes, como las vitaminas y los minerales, son esenciales para varios procesos metabólicos y para mantener la salud en general.

5. **Hidratación**: Mantenerse hidratado es esencial para los culturistas, ya que el agua juega un papel vital en muchas funciones corporales, incluido el transporte de nutrientes, la regulación de la temperatura y la lubricación de las

articulaciones. La deshidratación puede afectar el rendimiento, dificultar la recuperación y aumentar el riesgo de lesiones.

6. **Control de la composición corporal**: Una nutrición adecuada ayuda a los culturistas a gestionar su composición corporal promoviendo el crecimiento muscular y minimizando la grasa corporal. Una dieta bien planificada, que incluya proporciones adecuadas de macronutrientes e ingesta calórica, permite a los culturistas lograr el físico deseado.

7. **Mejora del rendimiento**: Consumir los nutrientes correctos en los momentos correctos, como antes y después del entrenamiento, puede ayudar a mejorar el rendimiento y la recuperación. Por ejemplo, consumir una combinación de proteínas y carbohidratos después del entrenamiento puede promover la síntesis de proteínas musculares y la reposición de glucógeno, apoyando la recuperación y el crecimiento.

En resumen, no se puede exagerar la importancia de una nutrición adecuada en el culturismo. Proporciona la energía necesaria para el entrenamiento, apoya el crecimiento y la reparación muscular, mantiene el equilibrio hormonal, promueve la recuperación y la función inmunológica, asegura una hidratación adecuada, ayuda a controlar la composición corporal y mejora el rendimiento. Al priorizar una nutrición adecuada, los culturistas pueden optimizar su progreso y lograr sus objetivos de manera más efectiva.

Tipos de Ejercicios Para Culturismo

En el culturismo, varios ejercicios se dirigen a diferentes grupos musculares y ayudan a desarrollar un físico equilibrado y simétrico. Estos ejercicios se pueden clasificar en movimientos compuestos y de aislamiento:

1. **Ejercicios compuestos**: Los movimientos compuestos involucran múltiples articulaciones y grupos musculares, lo que los hace altamente efectivos para desarrollar fuerza general y masa muscular. Te permiten levantar pesos más pesados y estimular una mayor respuesta hormonal, favoreciendo el

crecimiento muscular. Algunos ejercicios compuestos comunes incluyen:

a. **Sentadilla**: Un ejercicio de la parte inferior del cuerpo dirigido a los cuádriceps, los isquiotibiales, los glúteos y la parte inferior de la espalda.

b. **Peso muerto**: Un ejercicio de cuerpo completo que se enfoca en los isquiotibiales, los glúteos, la parte inferior de la espalda y la parte superior de la espalda.

c. **Press de banca**: Un ejercicio de pecho que también involucra los tríceps y los hombros.

d. **Prensa por encima de la cabeza**: Un ejercicio de hombros que involucra los tríceps y la parte superior de la espalda.

e. **Remos inclinados**: Un ejercicio de espalda que se enfoca en los dorsales, romboides y trapecios, mientras se involucran los bíceps y la parte inferior de la espalda.

F. **Dominadas y chin-ups**: Ejercicios para la parte superior del cuerpo que trabajan los dorsales, los bíceps y la parte superior de la espalda.

2. **Ejercicios de aislamiento**: Los movimientos de aislamiento se dirigen a un solo grupo muscular o una parte específica de un músculo. Estos ejercicios ayudan a refinar y dar forma a los músculos individuales, lo que permite a los culturistas concentrarse en áreas que pueden necesitar más desarrollo. Algunos ejercicios de aislamiento comunes incluyen:

a. **Curl de bíceps**: Un ejercicio de aislamiento para los bíceps.

b. **Extensiones de tríceps**: Un ejercicio de aislamiento para los tríceps.

c. **Curl de piernas**: Un ejercicio de aislamiento para los isquiotibiales.

d. **Extensiones de piernas**: Un ejercicio de aislamiento para los cuádriceps.

e. **Levantamiento de pantorrillas**: Un ejercicio de aislamiento para las pantorrillas.

f. **Elevaciones laterales**: Un ejercicio de aislamiento para los deltoides laterales (laterales).

g. **Pec flyes**: Un ejercicio de aislamiento para los músculos del pecho.

Además de los ejercicios compuestos y de aislamiento, los culturistas a menudo incorporan varias técnicas para aumentar la intensidad, estimular el crecimiento muscular y romper estancamientos. Algunas de estas técnicas incluyen:

1. **Superseries**: Realizar dos ejercicios uno tras otro con poco o ningún descanso entre ellos.

2. **Series descendentes:** Realizar una serie hasta el fallo, luego reducir inmediatamente el peso y continuar hasta el fallo nuevamente.

3. **Series de descanso-pausa**: Realizar una serie hasta el fallo, descansar durante un período corto (10-15 segundos) y luego continuar con el mismo peso para repeticiones adicionales.

4. **Repeticiones forzadas**: Realizar una serie hasta el fallo y luego hacer que un compañero de entrenamiento brinde asistencia para completar repeticiones adicionales.

5. **Repeticiones parciales**: Realizar solo una parte del rango completo de movimiento para mantener la tensión en el músculo objetivo.

En resumen, los ejercicios de musculación se pueden clasificar en movimientos compuestos y de aislamiento, con varias técnicas utilizadas para aumentar la intensidad y estimular el crecimiento muscular. Un programa completo de culturismo incorporará una combinación de estos ejercicios y técnicas para desarrollar un físico equilibrado y musculoso.

III. Principios Básicos del Culturismo

Sobrecarga Progresiva

La sobrecarga progresiva es un principio fundamental en el culturismo y el entrenamiento de fuerza, que establece que, para progresar continuamente y ver mejoras en el tamaño, la fuerza y la resistencia de los músculos, debes aumentar gradualmente la demanda de tus músculos con el tiempo. Este principio se basa en la comprensión de que nuestros cuerpos se adaptan al estrés que se les impone y, una vez adaptados, requieren un mayor estímulo para seguir creciendo y mejorando.

Hay varias formas de aplicar la sobrecarga progresiva en tu entrenamiento de musculación:

1. **Aumentar la resistencia**: El método más sencillo de sobrecarga progresiva es aumentar gradualmente el peso levantado. A medida que se fortalezca, aumenta el peso que usa para cada ejercicio, asegurándote de que los músculos continúen siendo desafiados.

2. **Aumentar el volumen**: El volumen es el producto del número de series y repeticiones realizadas en un entrenamiento. Se puede lograr un aumento del volumen realizando más series, más repeticiones por serie o una combinación de ambas. Esta carga de trabajo adicional obligará a tus músculos a adaptarse y crecer.

3. **Aumentar la frecuencia de entrenamiento**: Entrenar un grupo muscular con más frecuencia también puede estimular el crecimiento muscular al aumentar el estímulo de entrenamiento general con el tiempo. Sin embargo, es esencial equilibrar el aumento de la frecuencia con una recuperación adecuada para evitar el sobreentrenamiento.

4. **Mejorar la técnica del ejercicio**: Mejorar tu técnica y postura puede aumentar la efectividad de cada ejercicio, asegurando que los músculos objetivo funcionen de manera óptima. Esto

puede conducir a una mejor activación y crecimiento muscular con el tiempo.

5. **Disminuye el tiempo de descanso**: Reducir el tiempo de descanso entre series aumenta la intensidad general de tu entrenamiento, obligando a tus músculos a trabajar más y adaptarse al aumento del estrés metabólico.

6. **Aumenta la intensidad del entrenamiento**: Cambiar la intensidad de tu entrenamiento, como incorporar técnicas avanzadas como superseries, series descendentes o repeticiones forzadas, también puede contribuir a la sobrecarga progresiva al desafiar tus músculos de nuevas maneras.

7. **Aumenta el rango de movimiento**: Aumentar el rango de movimiento en tus ejercicios puede generar más estrés en tus músculos, lo que lleva a más adaptaciones y crecimiento.

Es esencial aplicar la sobrecarga progresiva de forma gradual y constante a lo largo del tiempo, permitiendo que tu cuerpo se adapte y recupere. Intentar progresar demasiado rápido puede provocar lesiones o sobreentrenamiento, lo que puede dificultar el progreso. Un programa de culturismo bien estructurado incorporará una sobrecarga progresiva de manera sistemática y sostenible, asegurando un progreso continuo hacia tus objetivos.

Volumen e Intensidad del Entrenamiento

El volumen y la intensidad del entrenamiento son dos principios fundamentales en el culturismo que trabajan juntos para optimizar el crecimiento muscular, la fuerza y el progreso general. Comprender su relación y cómo manipularlos en su programa de entrenamiento es esencial para lograr sus objetivos de culturismo.

1. **Volumen de entrenamiento**: El volumen se refiere a la cantidad total de trabajo realizado durante un entrenamiento y se calcula como el producto de series, repeticiones y peso levantado para cada ejercicio. Aumentar el volumen de entrenamiento puede conducir a un mayor crecimiento muscular y ganancias de fuerza. Sin embargo, es fundamental encontrar el equilibrio adecuado, ya que un volumen excesivo

puede provocar un sobreentrenamiento y dificultar el progreso. Los factores a considerar al determinar el volumen de entrenamiento incluyen:

a. **Experiencia de entrenamiento**: Los principiantes pueden necesitar un volumen más bajo para estimular el crecimiento muscular, mientras que los levantadores más avanzados pueden necesitar un volumen más alto para seguir progresando.

b. **Capacidad de recuperación**: Considera qué tan bien te recuperas entre entrenamientos al determinar el volumen. Asegúrate de descansar lo suficiente, dormir y una nutrición adecuada para apoyar la recuperación.

C. **Frecuencia de entrenamiento**: La frecuencia con la que entrenas un grupo muscular influye en el volumen de entrenamiento adecuado. Una mayor frecuencia de entrenamiento generalmente requiere un menor volumen por sesión para evitar el sobreentrenamiento.

2. **Intensidad de entrenamiento**: La intensidad se refiere a la dificultad o el nivel de esfuerzo de tu entrenamiento, a menudo expresado como un porcentaje de tu repetición máxima (1RM) o como la proximidad a la falla muscular. El entrenamiento a intensidades más altas puede conducir a una mayor activación muscular y estimular una mayor fuerza y ganancias musculares. Los factores a considerar al determinar la intensidad del entrenamiento incluyen:

a. **Objetivo de entrenamiento**: Si tu objetivo principal es la fuerza, normalmente entrenarás a intensidades más altas (usando pesos más pesados) con repeticiones más bajas. Si tu enfoque está en la hipertrofia muscular, a menudo usarás pesos moderadamente pesados con más repeticiones.

b. **Selección de ejercicios**: Los ejercicios compuestos generalmente requieren una mayor intensidad debido a la participación de múltiples grupos musculares, mientras que los ejercicios de aislamiento pueden realizarse a intensidades ligeramente más bajas.

C. **Periodización**: Muchos culturistas utilizan la periodización, una variación sistemática de la intensidad y el volumen del entrenamiento a lo largo del tiempo, para optimizar el progreso y evitar estancamientos. Este enfoque podría implicar la alternancia entre períodos de alta intensidad y bajo volumen (p. ej., entrenamiento centrado en la fuerza) y períodos de menor intensidad y mayor volumen (p. ej., entrenamiento centrado en la hipertrofia).

En conclusión, el volumen y la intensidad del entrenamiento son principios fundamentales del culturismo que trabajan juntos para optimizar el progreso. Equilibrar estos factores en tu programa de entrenamiento, considerando tu nivel de experiencia, capacidad de recuperación y objetivos de entrenamiento, es esencial para maximizar el crecimiento muscular, la fuerza y el éxito general del culturismo.

Descanso y Recuperación

El descanso y la recuperación son aspectos cruciales del culturismo, ya que permiten que tu cuerpo se repare, reconstruya y se fortalezca después del estrés del entrenamiento. El descanso y la recuperación adecuados ayudan a prevenir el sobreentrenamiento, las lesiones y las mesetas, lo que en última instancia contribuye al progreso y al éxito a largo plazo en el culturismo. Estos son algunos componentes clave del descanso y la recuperación:

1. **Sueño**: El sueño es un momento crítico para el crecimiento y la reparación muscular, ya que es cuando el cuerpo libera la hormona del crecimiento y se involucra en la síntesis de proteínas. Apunta a 7-9 horas de sueño de calidad por noche para apoyar una recuperación óptima, el equilibrio hormonal y la salud en general. El sueño también juega un papel importante en la función cognitiva y el estado de ánimo, lo que puede afectar tu motivación y rendimiento en el gimnasio.

2. **Días de descanso**: Incorporar días de descanso en tu programa de entrenamiento permite que tus músculos se recuperen y ayuda a prevenir el sobreentrenamiento. Según el volumen, la intensidad y la frecuencia de tu entrenamiento, es posible que necesites uno o más días de descanso a la semana. Los días de descanso activo, en los que realizas una actividad física ligera como caminar o estirarte, pueden ayudar a

promover la circulación y la recuperación sin ejercer una presión adicional sobre los músculos.

3. **Nutrición**: Una nutrición adecuada es esencial para la reparación y el crecimiento muscular. El consumo adecuado de proteínas a lo largo del día proporciona a tu cuerpo los aminoácidos necesarios para la síntesis de proteínas musculares. Los carbohidratos ayudan a reponer las reservas de glucógeno muscular, mientras que las grasas saludables respaldan la producción de hormonas y la salud en general. Además, los micronutrientes como las vitaminas y los minerales juegan un papel vital en varios procesos de recuperación.

4. **Hidratación**: Mantenerse adecuadamente hidratado es importante para la salud y la recuperación en general, ya que el agua participa en numerosas funciones corporales, incluido el transporte de nutrientes y la eliminación de desechos. La deshidratación puede afectar el rendimiento, la recuperación y aumentar el riesgo de lesiones.

5. **Trabajo de estiramiento y movilidad**: Incorporar ejercicios de estiramiento y movilidad en tu rutina puede ayudar a mejorar la flexibilidad, reducir el dolor muscular y mejorar la recuperación. Esta práctica también puede contribuir a la prevención de lesiones al abordar los desequilibrios musculares y mejorar la movilidad articular.

6. **Manejo del estrés**: Los altos niveles de estrés pueden afectar negativamente la recuperación y el crecimiento muscular al alterar el equilibrio hormonal y afectar la calidad del sueño. Incorpora técnicas de reducción del estrés, como la respiración profunda, la meditación o la participación en pasatiempos que disfrutes, para apoyar el bienestar general y la recuperación.

7. **Períodos de descarga**: Una descarga es una reducción planificada en el volumen o la intensidad del entrenamiento, o ambos, que suele durar una semana. Las descargas pueden ayudar a promover la recuperación, reducir el riesgo de sobreentrenamiento y preparar tu cuerpo para la siguiente fase de tu programa de entrenamiento.

En resumen, el descanso y la recuperación son principios fundamentales del culturismo que son esenciales para el crecimiento muscular, la prevención de lesiones y el progreso a largo plazo. Al priorizar el sueño, los días de descanso, la nutrición adecuada, la hidratación, los estiramientos, el manejo del estrés y los períodos de descarga, puede respaldar una recuperación óptima y continuar progresando en el culturismo.

Conexión Mente-Músculo

La conexión mente-músculo es un concepto crítico en el culturismo que enfatiza la importancia del enfoque mental y la intención durante el entrenamiento. Se refiere al esfuerzo consciente para involucrar y contraer el músculo objetivo durante un ejercicio, lo que conduce a una mejor activación muscular, una mejor técnica de ejercicio y, en última instancia, ganancias más significativas en el tamaño y la fuerza del músculo. Aquí hay algunas formas de mejorar la conexión mente-músculo en tu entrenamiento de fisicoculturismo:

1. **Visualización**: Antes de comenzar un ejercicio, visualiza el músculo objetivo trabajando y contrayéndose a lo largo del movimiento. Al ensayar mentalmente el ejercicio y concentrarse en el músculo, puedes crear una conexión más fuerte entre tu cerebro y las fibras musculares.

2. **Postura adecuada**: Mantener la postura y la técnica adecuadas durante un ejercicio no solo ayuda a prevenir lesiones, sino que también garantiza que el músculo objetivo se involucre de manera efectiva. Presta mucha atención a la posición, la alineación y los patrones de movimiento de tu cuerpo para optimizar la activación muscular.

3. **Ritmo pausado**: Ejecutar los ejercicios a un ritmo pausado, especialmente en la fase de descenso (excéntrica), puede contribuir a fortalecer la conexión mente-músculo al darte la oportunidad de enfocarte en la contracción muscular y preservar el control durante todo el movimiento.

4. **Pesos más ligeros**: A veces, levantar pesos pesados puede hacer que otros grupos musculares compensen, lo que lleva a

una activación reducida del músculo objetivo. El uso de pesas más livianas con un enfoque en la forma y la contracción muscular puede ayudarte a establecer una conexión mente-músculo más fuerte y mejorar el desarrollo muscular general.

5. **Retroalimentación táctil**: Tocar o presionar suavemente el músculo objetivo durante un ejercicio puede ayudar a crear una conexión sensorial más fuerte y mejorar tu conciencia del trabajo muscular.

6. **Contracciones isométricas**: Incorporar contracciones isométricas, donde mantienes el músculo en un estado contraído sin movimiento, puede ayudar a construir la conexión mente-músculo al aumentar tu conciencia del compromiso muscular.

7. **Técnicas previas al agotamiento**: Agotar previamente el músculo objetivo con un ejercicio de aislamiento antes de realizar un movimiento compuesto puede aumentar la activación muscular y mejorar la conexión mente-músculo. Por ejemplo, realizar extensiones de piernas antes de las sentadillas puede ayudarte a activar mejor los cuádriceps durante la sentadilla.

En conclusión, la conexión mente-músculo es un principio fundamental del fisicoculturismo que enfatiza el enfoque mental y la intención durante el entrenamiento. Al incorporar visualización, forma adecuada, tempos lentos, pesos más ligeros, retroalimentación táctil, contracciones isométricas y técnicas de pre-agotamiento, puedes potenciar la conexión mente-músculo y optimizar el crecimiento muscular y las ganancias de fuerza en tu trayectoria de fisicoculturismo.

IV. Ejercicios Esenciales Para el Culturismo

Ejercicios Compuestos v/s Ejercicios de Aislamiento

En el fisicoculturismo, hay dos categorías principales de ejercicios: ejercicios compuestos y ejercicios de aislamiento. Comprender las diferencias entre estos dos tipos de ejercicios y cómo incorporarlos en tu programa de entrenamiento es esencial para maximizar el crecimiento muscular y el desarrollo de fuerza.

1. **Ejercicios compuestos**: Los ejercicios compuestos son movimientos de múltiples articulaciones que involucran múltiples grupos de músculos que trabajan juntos. Estos ejercicios a menudo se consideran la base del culturismo y son una forma eficiente de trabajar varios grupos musculares simultáneamente. Ejemplos de ejercicios compuestos incluyen:

a. **Sentadillas**: Las sentadillas trabajan los cuádriceps, los isquiotibiales y los glúteos, así como el núcleo y la zona lumbar.

b. **Peso muerto**: El peso muerto trabaja toda la cadena posterior, incluida la parte inferior de la espalda, los glúteos, los isquiotibiales y las pantorrillas, así como la parte superior de la espalda y los músculos de agarre.

c. **Press de banca**: El press de banca trabaja el pecho, los hombros y los tríceps, así como el núcleo y la parte superior de la espalda.

d. **Dominadas/chin-ups**: Las dominadas y chin-ups trabajan los músculos de la espalda, incluyendo los dorsales, trapecios y romboides, así como los bíceps y antebrazos.

2. **Ejercicios de aislamiento**: Los ejercicios de aislamiento son movimientos de una sola articulación que se dirigen a grupos musculares específicos. Estos ejercicios le permiten concentrarse en un grupo muscular específico y son útiles para tratar los desequilibrios o las debilidades musculares. Ejemplos de ejercicios de aislamiento incluyen:

a. **Curl de bíceps**: El curl de bíceps se enfoca en los músculos bíceps en la parte superior del brazo.

b. **Extensiones de piernas**: Las extensiones de piernas se dirigen a los músculos cuádriceps en la parte delantera del muslo.

C. **Extensiones de tríceps**: Las extensiones de tríceps se dirigen a los músculos tríceps en la parte posterior de la parte superior del brazo.

d. **Elevaciones de pantorrillas**: Las elevaciones de pantorrillas se enfocan en los músculos de la pantorrilla en la parte inferior de la pierna.

Al diseñar un programa de culturismo, es esencial incorporar ejercicios compuestos y de aislamiento. Los ejercicios compuestos brindan un estímulo de entrenamiento general más significativo y ayudan a construir una base de fuerza y masa muscular, mientras que los ejercicios de aislamiento te permiten enfocarte en músculos específicos y abordar cualquier debilidad o desequilibrio.

En conclusión, los ejercicios compuestos y los ejercicios de aislamiento son componentes esenciales de un programa completo de culturismo. Al incorporar una combinación de ambos tipos de ejercicios y enfocarse en una variedad de grupos musculares, puedes optimizar el crecimiento muscular, el desarrollo de fuerza y lograr tus objetivos de culturismo.

Ejercicios para la Parte Superior del Cuerpo: Press de Banca, Dominadas, Remos, Press de Hombros

Los ejercicios de la parte superior del cuerpo son cruciales para construir un físico completo en el culturismo. Se dirigen a varios grupos de músculos, incluidos el pecho, la espalda, los hombros y los brazos. Aquí hay ejercicios esenciales para la parte superior del cuerpo:

1. **Press de Banca**

El press de banca es un ejercicio compuesto clásico que se enfoca principalmente en los músculos del pecho (pectoral mayor y menor), pero también involucra los deltoides frontales y los tríceps. Se puede realizar con barra o mancuernas.

Cómo realizarlo:

- Acuéstate en un banco con los pies firmemente plantados en el suelo.

- Agarra la barra con las manos ligeramente más separadas que el ancho de los hombros.

- Baja la barra hacia tu pecho, manteniendo los codos en un ángulo de 45 grados con respecto a tu cuerpo.
- Empuja la barra hacia arriba hasta que tus brazos estén completamente extendidos.
- Repite la acción para el número deseado de repeticiones.

2. Dominadas

Las dominadas son un gran ejercicio compuesto que se enfoca en los músculos de la espalda, especialmente el dorsal ancho, así como los bíceps y los antebrazos.

Cómo realizarlo:

- Encuentra una barra de dominadas y agárrala con las manos separadas al ancho de los hombros y las palmas hacia el lado opuesto del cuerpo.
- Cuélgate de la barra con los brazos completamente extendidos.
- Tira de tu cuerpo hacia la barra, apuntando a que tu barbilla quede por encima de ella.
- Baja tu cuerpo de nuevo a la posición inicial.
- Repite la acción para el número deseado de repeticiones.

3. Remos

Los remos son otro ejercicio compuesto que se enfoca en los músculos de la espalda, incluidos los trapecios medios e inferiores, los romboides y el dorsal ancho. Los remos se pueden realizar con barra, postura

Cómo realizarlo:

- Dobla las caderas y las rodillas, manteniendo la espalda recta y el pecho hacia arriba.
- Sostén el peso (barra o mancuernas) con las palmas de las manos hacia el cuerpo.
- Tira del peso hacia su torso, apretando los omóplatos.
- Baja el peso de nuevo a la posición inicial.

- Repite para el número deseado de repeticiones.

4. Press de hombros

El press de hombros apunta a los deltoides (anterior, medial y posterior) y también involucra a los tríceps. Este ejercicio se puede realizar con mancuernas, una barra o en una máquina.

Cómo realizarlo:

- Siéntate o ponte de pie con los pies separados a la distancia del ancho de los hombros.

- Sostén el peso (barra o mancuernas) al nivel de los hombros, con las palmas hacia adelante.

- Presiona el peso hacia arriba, extendiendo completamente los brazos.

- Baja el peso de nuevo a la posición inicial.

- Repite para el número deseado de repeticiones.

Para maximizar el crecimiento muscular y garantizar un entrenamiento equilibrado, es importante incorporar estos ejercicios en un programa de entrenamiento completo que también incluya ejercicios para la parte inferior del cuerpo y el torso. Además, recuerda practicar la postura adecuada, calentar antes de hacer ejercicio y permitir un descanso y una recuperación adecuados.

Ejercicios Para la Parte Inferior del Cuerpo: Sentadillas, Peso Muerto, Estocadas, Press de Piernas

Los ejercicios de la parte inferior del cuerpo son cruciales para construir un físico fuerte y bien equilibrado en el culturismo. Se dirigen a varios grupos musculares, incluidos los cuádriceps, los isquiotibiales, los glúteos y las pantorrillas. Aquí hay ejercicios esenciales para la parte inferior del cuerpo:

1. Sentadillas

Las sentadillas son un ejercicio compuesto que se enfoca principalmente en los cuádriceps, pero también involucra los glúteos, los isquiotibiales y las pantorrillas. Las sentadillas se pueden realizar con el peso corporal, una barra o mancuernas.

Cómo realizarlo:

- Párate con los pies separados a la distancia del ancho de los hombros y los dedos de los pies apuntando ligeramente hacia afuera.

- Si usas una barra, colócala en la parte superior de la espalda, justo debajo del cuello. Si usas mancuernas, sostenlas a la altura de los hombros.

- Baja el cuerpo doblando las caderas y las rodillas, manteniendo el pecho erguido y la espalda recta.

- Baja hasta donde tu flexibilidad te lo permita, idealmente hasta que los muslos estén paralelos al suelo.

- Empuja con los talones para volver a la posición inicial.

- Repite la acción para el número deseado de repeticiones.

2. Peso Muerto

El peso muerto es otro ejercicio compuesto que se enfoca en toda la cadena posterior, incluidos los isquiotibiales, los glúteos, la espalda baja y los trapecios. Los pesos muertos generalmente se realizan con una barra.

Cómo realizarlo:

- Párate con los pies separados a la distancia del ancho de las caderas y la barra colocada sobre la mitad de los pies.

- Dobla las caderas y las rodillas, agarrando la barra con las manos ligeramente más separadas que el ancho de los hombros.

- Mantén la espalda recta, el pecho hacia arriba y los hombros contraídos.

- Empuja a través de los talones para levantar la barra, extendiendo las caderas y las rodillas al mismo tiempo.

- Párate derecho con la barra cerca de tu cuerpo, luego invierte el movimiento para bajar la barra al suelo.

- Repite la acción para el número deseado de repeticiones.

3. Estocadas

Las estocadas se dirigen a los cuádriceps, los isquiotibiales y los glúteos. Se pueden realizar con el peso corporal o con resistencia añadida, como mancuernas o una barra.

Cómo realizarlo:

- Párate con los pies separados a la altura de las caderas y sostén pesas a los costados o coloca una barra en la parte superior de la espalda.

- Da un paso hacia adelante con un pie, bajando la rodilla trasera hacia el suelo mientras mantienes la rodilla delantera detrás de los dedos de los pies.

- Ambas rodillas deben formar ángulos de aproximadamente 90 grados en el punto más bajo.

- Empuja a través de tu talón delantero para volver a la posición inicial.

- Alterna las piernas o completa todas las repeticiones en una pierna antes de cambiar.

- Repite la acción para el número deseado de repeticiones.

4. Press de Piernas

El press de piernas es un ejercicio basado en una máquina que se enfoca principalmente en los cuádriceps pero también involucra los isquiotibiales y los glúteos.

Cómo realizarlo:

- Siéntate en la máquina de press de piernas con los pies separados a la distancia del ancho de los hombros en la plataforma.

- Suelta la palanca de seguridad y baja la plataforma hacia tu pecho, doblando las rodillas y las caderas.

- Empuja la plataforma lejos de tu cuerpo, extendiendo tus piernas por completo.

- Invierte lentamente el movimiento, volviendo a la posición inicial.

- Repite la acción para el número deseado de repeticiones.

Incorporar estos ejercicios para la parte inferior del cuerpo en un programa de entrenamiento completo, junto con ejercicios para la parte superior del cuerpo y el núcleo, puede ayudarte a construir una fisonomía equilibrada y poderosa. Asegúrate de mantener una forma adecuada, calentar antes de ejercitarte y permitir un descanso y recuperación adecuados para optimizar tus resultados.

Ejercicios Complementarios: Curls de Bíceps, Extensiones de Tríceps, Elevaciones Laterales, Elevaciones de Pantorrillas

Los ejercicios complementarios son ejercicios de aislamiento que se enfocan en grupos de músculos específicos, ayudando a desarrollar fuerza, tamaño y definición en esas áreas. Son una adición importante a un programa completo de culturismo, ya que complementan los ejercicios compuestos al enfocarse en músculos individuales. Aquí hay algunos ejercicios complementarios esenciales:

1. Curls de bíceps

Los curls de bíceps se dirigen al bíceps braquial y se pueden realizar con mancuernas, una barra o una máquina de cable.

Cómo realizarlo:

- Párate con los pies separados a la distancia del ancho de los hombros, sosteniendo un peso en cada mano con las palmas hacia adelante.

- Manteniendo los codos cerca de tu cuerpo, eleva los pesos hacia tus hombros.

- Baja lentamente las pesas a la posición inicial.

- Repite la acción para el número deseado de repeticiones.

2. Extensiones de Tríceps

Las extensiones de tríceps se enfocan en el tríceps braquial y se pueden realizar con mancuernas, una máquina de cable o una barra.

Cómo realizarlo (skull crushers, una variación popular con una barra o barra EZ curl):

- Acuéstate en un banco con los pies plantados en el suelo.

- Sostén la barra con un agarre angosto, los brazos extendidos directamente sobre tu pecho.

- Dobla los codos, bajando la barra hacia la frente mientras mantienes la parte superior de los brazos inmóvil.

- Extiende los codos para devolver la barra a la posición inicial.

- Repite la acción para el número deseado de repeticiones.

3. Elevaciones Laterales

Las elevaciones laterales apuntan a los deltoides mediales (laterales) y se pueden realizar con mancuernas o una máquina de cable.

Cómo realizarlo:

- Párate con los pies separados a la altura de las caderas, sosteniendo una mancuerna en cada mano con las palmas hacia adentro.

- Manteniendo los brazos ligeramente flexionados, levanta las pesas a los costados hasta que los brazos queden paralelos al piso.

- Baja lentamente las pesas a la posición inicial.

- Repite la acción para el número deseado de repeticiones.

4. Levantamiento de Pantorrillas

Los levantamientos de pantorrillas se enfocan en los músculos gastrocnemio y sóleo en la parte inferior de la pierna y se pueden realizar con peso corporal, mancuernas o en una máquina de levantamiento de pantorrillas.

Cómo realizarlo:

- Párate con los pies separados a la altura de las caderas, sosteniendo pesas a los costados o usando una máquina para levantar pantorrillas.

- Levanta los talones del suelo, empujando a través de las puntas de los pies.

- Mantén la contracción máxima por un momento, luego baja lentamente los talones hasta el suelo.

- Repite la acción para el número deseado de repeticiones.

Incluir estos ejercicios complementarios en tu programa de entrenamiento puede ayudarte a desarrollar un físico equilibrado y simétrico. Como siempre, asegura la postura adecuada, calienta antes de hacer ejercicio y permite un descanso y una recuperación adecuados.

V. Programas de Entrenamiento Para el Culturismo

Tipos de Programas de Entrenamiento: Rutinas Divididas, Entrenamientos de Cuerpo Completo, Push-Pull-Legs (Empujar-Jalar-Piernas)

El culturismo es un deporte y estilo de vida que tiene como objetivo desarrollar un físico estéticamente agradable, musculoso y simétrico. Un programa de entrenamiento bien diseñado es crucial para lograr este objetivo, y se pueden emplear varias metodologías populares para maximizar el crecimiento muscular, la fuerza y el desarrollo general. Este artículo cubrirá tres programas de entrenamiento principales para el culturismo: rutinas divididas, entrenamientos de cuerpo completo y push-pull-legs (empujar-jalar-piernas).

1. Rutinas Divididas

Las rutinas divididas separan el entrenamiento de diferentes grupos musculares en sesiones de entrenamiento distintas. Las rutinas divididas más comunes incluyen divisiones de parte superior e inferior, divisiones por partes del cuerpo y la rutina "bro split". Las rutinas divididas permiten a los fisicoculturistas enfocarse en grupos musculares específicos durante cada entrenamiento, promoviendo la hipertrofia muscular a través de ejercicios dirigidos y un volumen de entrenamiento más alto.

1.1 División Superior-Inferior

La división superior-inferior divide el cuerpo en dos secciones principales: la parte superior del cuerpo y la parte inferior del cuerpo. Las sesiones de entrenamiento están dedicadas a la parte superior o inferior del cuerpo, y cada entrenamiento se enfoca en ejercicios compuestos y movimientos complementarios que se enfocan en los grupos musculares respectivos.

Un ejemplo de una rutina dividida superior-inferior podría ser:

- Día 1: Parte superior del cuerpo (pecho, espalda, hombros, bíceps, tríceps)

- Día 2: Parte inferior del cuerpo (cuádriceps, isquiotibiales, glúteos, pantorrillas)

- Día 3: Descanso

- Día 4: Parte superior del cuerpo (pecho, espalda, hombros, bíceps, tríceps)

- Día 5: Parte inferior del cuerpo (cuádriceps, isquiotibiales, glúteos, pantorrillas)

- Día 6: Descanso

- Día 7: Descanso

El split superior-inferior permite un adecuado descanso y recuperación entre sesiones de entrenamiento, ya que cada grupo muscular dispone de al menos 72 horas de descanso antes de volver a trabajar. Esta división es adecuada para culturistas de nivel intermedio a avanzado que requieren más tiempo para recuperarse de un entrenamiento de mayor volumen e intensidad.

1.2 División por Grupos Musculares

La división por grupos musculares, también conocida como división por partes del cuerpo, dedica cada sesión de entrenamiento a un grupo muscular específico. Esta división es particularmente popular entre los fisicoculturistas avanzados que requieren un mayor volumen e intensidad de entrenamiento para estimular un crecimiento muscular adicional.

Una rutina de división por grupos musculares podría ser:

- Día 1: Pecho
- Día 2: Volver
- Día 3: Piernas
- Día 4: Hombros
- Día 5: Brazos (bíceps y tríceps)
- Día 6: Descanso
- Día 7: Descanso

Este tipo de división permite un alto nivel de enfoque en cada grupo muscular y puede involucrar numerosos ejercicios y series para maximizar la hipertrofia y la fatiga muscular. La división por grupos musculares es ideal para culturistas avanzados que pueden manejar un alto volumen e intensidad de entrenamiento, pero puede no ser adecuado para principiantes debido al potencial de sobreentrenamiento y recuperación inadecuada.

1.3 Bro Split

La división "bro" es una variante de la división por grupos musculares, con cada grupo muscular entrenándose una vez por semana. Este tipo de división a menudo es criticado por su baja frecuencia de entrenamiento, pero puede ser beneficioso para fisicoculturistas que requieren tiempos de recuperación más largos o tienen tiempo limitado para dedicar al entrenamiento.

Una rutina típica de bro split podría verse ser:

- Día 1: Pecho

- Día 2: Volver

- Día 3: Descanso

- Día 4: Piernas

- Día 5: Hombros

- Día 6: Brazos (bíceps y tríceps)

- Día 7: Descanso

Si bien la división de hermanos puede no ser óptima para maximizar el crecimiento muscular, aún puede brindar beneficios para aquellos que prefieren una frecuencia de entrenamiento más baja o tienen otros compromisos que limitan su tiempo en el gimnasio.

2. Entrenamientos de Cuerpo Completo

Los entrenamientos de cuerpo completo implican entrenar todos los grupos musculares principales en una sola sesión, generalmente utilizando ejercicios compuestos que se enfocan en múltiples grupos musculares simultáneamente. Este tipo de programa de entrenamiento es adecuado para principiantes y aquellos con tiempo limitado para dedicarse al gimnasio, ya que permite una mayor frecuencia de entrenamiento y volumen general.

Una rutina de entrenamiento de cuerpo completo podría ser:

- Día 1: entrenamiento de cuerpo completo

- Día 2: Descanso

- Día 3: Entrenamiento de cuerpo completo

- Día 4: Descanso

- Día 5: Entrenamiento de cuerpo completo

- Día 6: Descanso

- Día 7: Descanso

Durante cada entrenamiento, se priorizarían ejercicios compuestos como sentadillas, peso muerto, press de banca y remo, con algunos ejercicios complementarios para grupos musculares más pequeños. Los entrenamientos de cuerpo completo pueden ser eficientes en el tiempo, ya que permiten entrenar múltiples grupos musculares en una sola sesión y también pueden proporcionar una frecuencia de entrenamiento más alta en comparación con las rutinas divididas.

Los beneficios de los entrenamientos de cuerpo completo incluyen:

- Mayor frecuencia de entrenamiento, ya que cada grupo muscular se entrena varias veces por semana.

- Mayor gasto de calorías durante cada entrenamiento, ya que se involucran múltiples grupos músculares grandes.

- Mejora en la fuerza funcional y en la condición física general debido al enfoque en ejercicios compuestos.

- Eficiencia del tiempo, ya que se requieren menos entrenamientos por semana para lograr un alto volumen de entrenamiento.

Sin embargo, los entrenamientos de cuerpo completo pueden no ser ideales para los culturistas más avanzados, ya que la mayor frecuencia de entrenamiento puede hacer que sea difícil lograr el volumen y la intensidad de entrenamiento necesarios para estimular un mayor crecimiento muscular.

3. Push-Pull-Legs (Empujar-tirar-piernas)

El programa de entrenamiento Push-Pull-Legs (PPL) es un enfoque popular y efectivo para el fisicoculturismo. Este tipo de rutina divide los entrenamientos en tres categorías principales: ejercicios de empuje (push), ejercicios de tirón (pull) y ejercicios de piernas. Los ejercicios de empuje se enfocan en el pecho, los hombros y los tríceps, los ejercicios de tirón se centran en la espalda y los bíceps, y los ejercicios de piernas trabajan los cuádriceps, isquiotibiales, glúteos y pantorrillas.

Una rutina Push-Pull-Legs podría ser:

- Día 1: Empuje (pecho, hombros, tríceps)

- Día 2: Tirón (espalda, bíceps)

- Día 3: Piernas (cuádriceps, isquiotibiales, glúteos, pantorrillas)

- Día 4: Descanso

- Día 5: Empuje (pecho, hombros, tríceps)

- Día 6: Tirón (espalda, bíceps)

- Día 7: Piernas (cuádriceps, isquiotibiales, glúteos, pantorrillas)

El programa PPL se puede personalizar para adaptarse a las necesidades individuales, y algunos culturistas optan por una semana de entrenamiento de seis días, lo que permite entrenar cada grupo muscular dos veces por semana. Este programa de entrenamiento equilibra la frecuencia, el volumen y la intensidad del entrenamiento, lo que lo hace adecuado para culturistas de nivel intermedio a avanzado.

Los beneficios del programa push-pull-legs incluyen:

- Frecuencia de entrenamiento equilibrada, lo que permite entrenar cada grupo muscular varias veces por semana.

- Separación clara de los grupos musculares, minimizando el riesgo de sobreentrenamiento y asegurando una recuperación adecuada.

- Flexibilidad para ajustar el volumen y la intensidad del entrenamiento para adaptarse a los objetivos y preferencias individuales.

- Un enfoque tanto en ejercicios compuestos como accesorios, que promueven el crecimiento y desarrollo muscular en general.

En conclusión, la elección de un programa de entrenamiento para el fisicoculturismo dependerá de los objetivos individuales, el nivel de experiencia y las preferencias personales. Las rutinas divididas, los entrenamientos de cuerpo completo y los programas push-pull-legs ofrecen beneficios únicos y pueden ser efectivos para promover el crecimiento muscular, la fuerza y el desarrollo general. Es esencial elegir un programa que se alinee con tus objetivos, permita un descanso y recuperación adecuados, y sea agradable para mantener la consistencia y el progreso a largo plazo.

Determinar la Frecuencia y el Volumen de tu Entrenamiento

Cuando se trata de culturismo, el diseño de un programa de entrenamiento adaptado a tus necesidades individuales es crucial para el éxito. Dos factores esenciales a considerar son la frecuencia de entrenamiento y el volumen de entrenamiento. Así es como puede determinar los niveles óptimos para ambos.

1. **Determina tus objetivos de entrenamiento**: La frecuencia y el volumen de tu entrenamiento dependerán de tus objetivos específicos. ¿Estás buscando hipertrofia, fuerza o una combinación de ambas? Generalmente, la hipertrofia requiere un mayor volumen y una frecuencia moderada, mientras que el entrenamiento de fuerza requiere un volumen menor y una frecuencia más alta.

2. **Evalúa tu nivel de experiencia**: Los principiantes pueden ver un progreso significativo con menos sesiones de entrenamiento por semana en comparación con los culturistas avanzados, que pueden necesitar más sesiones para seguir progresando. A los principiantes normalmente les va bien con 3-4 sesiones por semana, mientras que los levantadores intermedios y avanzados pueden entrenar 4-6 veces por semana.

3. **Capacidades de recuperación**: Asegúrate de permitir una recuperación adecuada entre sesiones. El sobreentrenamiento puede reducir el progreso y aumentar el riesgo de lesiones. Considera factores como la edad, el sueño, la nutrición y los niveles de estrés, que pueden afectar las tasas de recuperación.

4. **División de entrenamiento**: Elige una división de entrenamiento que se adapte a tus objetivos y nivel de experiencia. Las divisiones comunes incluyen:

a. **Cuerpo Completo**: Entrena 3-4 veces por semana, trabajando todos los grupos musculares en cada sesión. Adecuado para principiantes o aquellos con tiempo limitado.

b. **Superior-Inferior**: Entrena 4 veces por semana, alternando entre ejercicios para la parte superior e inferior del cuerpo. Esto permite más volumen por grupo muscular y es adecuado para levantadores intermedios.

C. **Push-Pull-Legs (PPL)**: Entrena de 4 a 6 veces por semana, enfocándote en los músculos de empuje, tracción y piernas en sesiones separadas. Apropiado para levantadores de nivel intermedio a avanzado.

5. **Volumen de entrenamiento**: Para determinar tu volumen de entrenamiento, considera el número de series y repeticiones por grupo muscular. Las pautas generales incluyen:

a. **Principiantes**: 6-10 series por grupo muscular por semana, con 8-12 repeticiones por serie.

b. **Intermedio**: 10-20 series por grupo muscular por semana, con una combinación de rangos de repeticiones (6-15 repeticiones).

c. **Avanzado:** Más de 20-30 series por grupo muscular por semana, con variados rangos de repeticiones y técnicas de intensidad.

6. **Periodización**: Incorpora la periodización en tu programa para evitar estancamientos y asegurar un progreso continuo. Esto implica cambiar variables como el volumen de entrenamiento, la intensidad y la selección de ejercicios a lo largo del tiempo. Los tipos de periodización incluyen la periodización lineal, ondulante y por bloques.

7. **Supervisa el progreso y ajusta**: Realiza un seguimiento de tu rendimiento, recuperación y progreso general. Si no estás viendo los resultados deseados o tienes problemas con la recuperación, ajusta la frecuencia y el volumen de tu entrenamiento en consecuencia.

Recuerda, las necesidades y preferencias individuales varían. Lo que funciona para una persona puede no funcionar para otra. Es crucial escuchar a tu cuerpo y hacer los ajustes necesarios para optimizar tu programa de entrenamiento para el éxito del culturismo.

Planificación de Tus Entrenamientos: Calentamiento, Ejercicios Principales, Ejercicios Complementarios, Enfriamiento

Al planificar tus entrenamientos de musculación, es esencial incluir todos los componentes necesarios para garantizar tanto la eficacia como la seguridad. Un entrenamiento completo debe consistir en un calentamiento, ejercicios principales, ejercicios complementarios y un enfriamiento. Aquí hay un desglose de cada componente y cómo incorporarlos en tu programa de entrenamiento:

1. Calentamiento:

Un calentamiento adecuado es fundamental para preparar el cuerpo para el intenso entrenamiento que se avecina y reducir el riesgo de lesiones. Un buen calentamiento debe durar entre 10 y 15 minutos y consiste en lo siguiente:

a. **Calentamiento general**: 5 a 10 minutos de actividad aeróbica ligera, como trotar, andar en bicicleta o dar saltos de tijera, para aumentar el ritmo cardíaco y el flujo de sangre a los músculos.

b. **Estiramiento dinámico**: 5-10 minutos de estiramiento dinámico, que consiste en mover las articulaciones en todo su rango de movimiento. Los ejemplos incluyen balanceos de piernas, círculos de brazos y rotaciones de cadera.

C. **Calentamiento específico**: Realiza algunas series ligeras del primer ejercicio que planeas hacer durante tu entrenamiento principal. Esto ayuda a activar los músculos y preparar tu sistema nervioso para los próximos levantamientos.

2. Ejercicios Principales:

Estos son los ejercicios fundamentales que se concentran en los grupos musculares más voluminosos y constituyen el núcleo de tu rutina de ejercicio. Generalmente, implican movimientos compuestos que activan múltiples grupos musculares al mismo tiempo. Algunos ejemplos son las sentadillas, levantamientos de peso muerto, press de pecho y dominadas. Enfócate en mantener una técnica correcta mientras levantas cargas considerables para potenciar los resultados y reducir el riesgo de lesiones. Apunta a realizar entre 3 y 6 series de 6 a 12 repeticiones, ajustando según tu nivel de experiencia y objetivos personales.

3. Ejercicios Complementarios:

Los ejercicios complementarios son movimientos que se dirigen a músculos o grupos de músculos específicos, a menudo aquellos que pueden estar subdesarrollados o más débiles. Estos ejercicios ayudan a equilibrar tu físico, mejorar los desequilibrios musculares y prevenir lesiones. Los ejercicios complementarios a menudo implican movimientos de aislamiento, como flexiones de bíceps, extensiones de tríceps, elevaciones laterales y flexiones de piernas. Incorpore de 2 a 4 ejercicios accesorios por entrenamiento, con 3 a 4 series de 8 a 15 repeticiones.

4. Enfriarse:

Un enfriamiento ayuda a que tu cuerpo regrese a su estado de reposo, ayuda en la recuperación y reduce el riesgo de problemas posteriores al ejercicio, como mareos o calambres musculares. Un enfriamiento adecuado debe durar de 5 a 10 minutos e incluir:

a. **Actividad aeróbica de baja intensidad**: 5 minutos de actividad ligera, como caminar o andar en bicicleta, para ayudar a disminuir el ritmo cardíaco y disipar el ácido láctico acumulado.

b. **Estiramiento estático**: de 5 a 10 minutos de estiramiento estático, que consiste en mantener los estiramientos durante 15 a 30 segundos, enfocándote en los músculos que trabajaste durante la sesión. Esto ayuda a mejorar la flexibilidad y reducir el dolor muscular.

Recuerda estructurar tus entrenamientos de acuerdo con tu división de entrenamiento (p. ej., cuerpo completo, superior-inferior o PPL) y ajusta los ejercicios, series y repeticiones para alinearlos con tus objetivos y nivel de experiencia. Realiza un seguimiento regular de tu progreso y haz ajustes en tu programa según sea necesario para garantizar el éxito continuo en trayectoria de culturismo.

VI. Dieta y Nutrición para el Culturismo

Importancia de una Nutrición Adecuada para el Crecimiento y la Recuperación Muscular

Una nutrición adecuada es crucial para el éxito del culturismo, ya que proporciona los componentes básicos necesarios para el crecimiento y la recuperación muscular. No se puede subestimar la importancia de la dieta y la nutrición para los culturistas, ya que no solo afecta el crecimiento muscular, sino también la salud y el rendimiento en general. Estos son algunos aspectos clave a tener en cuenta al planificar su estrategia de nutrición:

1. **Balance energético:** Para desarrollar músculo, necesitas consumir más calorías de las que quemas para crear un balance energético positivo o un excedente calórico. Este excedente proporciona la energía necesaria para que tu cuerpo construya nuevo tejido muscular. Controla tu peso y ajusta tu ingesta calórica en consecuencia para garantizar un crecimiento muscular constante sin un aumento excesivo de grasa.

2. **Macronutrientes**: Estos son los nutrientes primarios que tu cuerpo necesita en grandes cantidades: proteínas, carbohidratos y grasas. Cada macronutriente juega un papel vital en el crecimiento y la recuperación muscular:

a. **Proteína**: La proteína es esencial para la reparación y el crecimiento muscular. Apunta a 1.2-2.2 gramos de proteína por kilogramo de peso corporal por día, dependiendo de tu nivel de actividad y objetivos. Elije fuentes de proteínas de alta calidad, como carnes magras, pescado, huevos, productos lácteos y opciones de origen vegetal como el tofu y las legumbres.

b. **Carbohidratos**: Los carbohidratos son la principal fuente de energía del cuerpo durante los entrenamientos. También ayudan a reponer las reservas de glucógeno y favorecen la recuperación después del entrenamiento. Consume una combinación de carbohidratos complejos y simples, como cereales integrales, frutas y verduras, para alimentar sus entrenamientos y apoyar la recuperación.

c. **Grasas**: Las grasas saludables son esenciales para la producción de hormonas, incluida la testosterona, que juega un papel importante en el crecimiento muscular. Incluya fuentes de grasas saludables en tu dieta, como aguacates, nueces, semillas, aceite de oliva y pescado graso.

3. **Micronutrientes**: Las vitaminas y los minerales son esenciales para la salud general y desempeñan un papel en varias funciones corporales, incluido el crecimiento y la recuperación muscular. Asegúrate de consumir una dieta variada rica en frutas, verduras y alimentos integrales para satisfacer tus necesidades de micronutrientes.

4. **Horario y frecuencia de las comidas**: Si bien el horario y la frecuencia de las comidas no son tan cruciales como la ingesta total de calorías y macronutrientes, aún pueden afectar el progreso de tu culturismo. Comer comidas y refrigerios regulares a lo largo del día puede ayudar a mantener estables los niveles de azúcar en la sangre, asegurando una energía constante y reduciendo la probabilidad de comer en exceso. Trata de consumir proteínas y carbohidratos tanto antes como después de tus entrenamientos para apoyar los niveles de energía y promover la recuperación muscular.

5. **Hidratación**: Mantenerse bien hidratado es esencial para un rendimiento, una recuperación y una salud en general óptimos. La deshidratación puede afectar negativamente tus entrenamientos y dificultar tu progreso. Trata de beber al menos 2-3 litros de agua por día y más si eres activo o vives en un clima cálido.

6. **Suplementos**: Si bien los suplementos no son necesarios para el éxito en el culturismo, pueden brindar mayor comodidad y apoyo en situaciones específicas. Los suplementos populares para los culturistas incluyen proteína en polvo, creatina, aminoácidos de cadena ramificada (BCAA) y fórmulas previas al entrenamiento. Prioriza siempre una dieta completa antes de considerar la suplementación.

En resumen, una nutrición adecuada es vital para que los culturistas logren un crecimiento y recuperación muscular óptimos. Una dieta bien planificada que satisfaga sus necesidades de energía y macronutrientes, junto con una hidratación adecuada y atención al horario de las comidas, sentará las bases para el éxito en el culturismo.

Requerimientos de Proteínas para Desarrollar Músculo

La proteína es un nutriente esencial para desarrollar y reparar el tejido muscular, especialmente para quienes realizan entrenamiento de resistencia o culturismo. La ingesta adecuada de proteínas es crucial para apoyar la síntesis de proteínas musculares (MPS), el proceso por el cual su cuerpo construye músculo nuevo. Esto es lo que necesita saber sobre los requisitos de proteínas para desarrollar músculo:

1. **Recomendaciones de ingesta de proteínas**: Las recomendaciones generales de ingesta de proteínas para desarrollar músculo varían de 1,2 a 2,2 gramos de proteína por kilogramo de peso corporal por día (0,54 a 1,00 gramos por libra). La cantidad específica necesaria depende de factores como la intensidad del entrenamiento, los objetivos individuales, la edad y el nivel de experiencia.

a. **Levantadores de pesas principiantes e intermedios**: Apunta a 1,6 a 1,8 gramos de proteína por kilogramo de peso corporal por día (0,73 a 0,82 gramos por libra). Esta ingesta apoya el crecimiento muscular al tiempo que permite una ingesta suficiente de otros macronutrientes.

b. **Levantadores avanzados**: A medida que el avance muscular disminuye con la experiencia, los levantadores avanzados pueden beneficiarse de una ingesta ligeramente mayor de proteínas, que varía de 1.8 a 2.2 gramos por kilogramo de peso corporal por día (0.82 a 1.00 gramos por libra). Esta mayor ingesta puede ayudar a maximizar la síntesis de proteínas musculares y minimizar la descomposición muscular durante el entrenamiento intenso.

2. **Calidad de las proteínas**: No todas las fuentes de proteínas son iguales en cuanto a su capacidad para apoyar el crecimiento muscular. Las fuentes de proteínas de alta calidad contienen los nueve aminoácidos esenciales, que son cruciales para la síntesis de proteínas musculares. Las proteínas de origen animal como

la carne, las aves, el pescado, los huevos y los productos lácteos se consideran fuentes de proteínas de alta calidad. Las proteínas de origen vegetal, como las legumbres, los frutos secos y las semillas, también pueden ser excelentes fuentes de proteínas, pero a menudo deben combinarse para proporcionar todos los aminoácidos esenciales.

3. **Leucina**: La leucina, uno de los aminoácidos de cadena ramificada (BCAA), juega un papel crucial en el desencadenamiento de la síntesis de proteínas musculares. Trate de consumir al menos 2.5-3 gramos de leucina por comida para maximizar la síntesis de proteína muscular. Las fuentes de proteínas de alta calidad suelen contener niveles adecuados de leucina.

4. **Distribución de proteínas**: Para optimizar la síntesis de proteínas musculares, generalmente se recomienda distribuir la ingesta de proteínas de manera uniforme a lo largo del día. Trate de consumir 20-40 gramos de proteína por comida, dependiendo de sus requerimientos diarios totales de proteína. Se ha demostrado que repartir la ingesta de proteínas en 4 a 6 comidas estimula eficazmente la síntesis de proteínas musculares y promueve el crecimiento muscular.

5. **Proteína post-entrenamiento**: Consumir proteína despúes de tus entrenamientos es importante para promover la recuperación y el crecimiento muscular. Trata de consumir 20-40 gramos de proteína dentro de 1-2 horas después de tu entrenamiento, preferiblemente combinado con carbohidratos para reponer las reservas de glucógeno y mejorar la recuperación.

En resumen, para optimizar el crecimiento muscular, es esencial consumir una cantidad adecuada de proteínas de alta calidad, distribuidas uniformemente a lo largo del día, con especial atención a la nutrición posterior al entrenamiento. Ten en cuenta que los requisitos individuales de proteínas pueden variar, por lo que es fundamental controlar tu progreso y ajustar tu ingesta en consecuencia.

Carbohidratos y Grasas para la Energía y el Rendimiento

Los carbohidratos y las grasas son macronutrientes esenciales que juegan un papel crucial en la producción de energía y el rendimiento general de los culturistas. Ambos nutrientes brindan energía para los entrenamientos y las actividades diarias, pero funcionan de manera diferente en el cuerpo. Aquí hay una mirada más cercana a los carbohidratos y las grasas para los culturistas:

1. Carbohidratos:

Los carbohidratos son la principal fuente de energía del cuerpo, especialmente durante los entrenamientos de alta intensidad como el entrenamiento con pesas. Se descomponen en glucosa, que los músculos y el cerebro utilizan para obtener energía o se almacenan como glucógeno en los músculos y el hígado para su uso posterior.

a. **Importancia**: La ingesta adecuada de carbohidratos asegura que tengas suficiente energía para tus entrenamientos, permite una recuperación adecuada y ayuda a reponer las reservas de glucógeno. El consumo de carbohidratos después del entrenamiento, combinado con proteínas, también puede mejorar la síntesis de proteínas musculares.

b. **Tipos de carbohidratos**: Concéntrate en consumir carbohidratos complejos, que se digieren más lentamente y proporcionan una fuente constante de energía. Los ejemplos incluyen cereales integrales, legumbres, frutas y verduras. Los carbohidratos simples, como el azúcar, pueden ser útiles en pequeñas cantidades para obtener energía rápidamente durante o después de un entrenamiento.

c. **Recomendaciones de ingesta**: La ingesta de carbohidratos depende de factores como la intensidad del entrenamiento, los objetivos y las preferencias individuales. En general, los fisicoculturistas deben apuntar a 4-7 gramos de carbohidratos por kilogramo de peso corporal por día (1.8-3.2 gramos por libra). Este rango puede variar dependiendo de si estás en fase de volumen, definición o mantenimiento de peso.

2. Grasas:

Las grasas sirven como una fuente de energía esencial, especialmente durante actividades prolongadas y de baja intensidad. También juegan un papel vital en la producción de hormonas, incluida la testosterona, que es crucial para el crecimiento muscular.

a. **Importancia**: El consumo adecuado de grasas es esencial para mantener la salud general, la producción de hormonas y apoyar el crecimiento muscular. Las grasas saludables también ayudan con la absorción de nutrientes, la función cerebral y el control de la inflamación.

b. **Tipos de grasas**: Concéntrate en consumir grasas saludables, como las grasas monoinsaturadas y poliinsaturadas, que se encuentran en alimentos como los aguacates, las nueces, las semillas, el aceite de oliva y los pescados grasos. Limita las grasas saturadas y evita las grasas trans, ya que pueden afectar negativamente la salud del corazón.

C. **Recomendaciones de ingesta**: La ingesta de grasas debe representar el 20-35% de tu ingesta calórica diaria total. Trata de consumir 0.8-1.2 gramos de grasa por kilogramo de peso corporal por día (0.36-0.55 gramos por libra), priorizando las fuentes de grasas saludables.

En resumen, los carbohidratos y las grasas son cruciales para que los culturistas se aseguren de tener suficiente energía para el entrenamiento, la recuperación y la salud en general. Trata de consumir una combinación equilibrada de carbohidratos complejos y grasas saludables mientras ajustas tu ingesta en función de tus objetivos, la intensidad del entrenamiento y las necesidades individuales. Una nutrición adecuada, combinada con un programa de entrenamiento bien estructurado, optimizará el progreso y el rendimiento de tu musculación.

Suplementos para el Culturismo: Proteína de Suero, Creatina, Pre-entrenamientos

Los suplementos pueden brindar apoyo adicional a los culturistas, ayudándolos a alcanzar sus objetivos de manera más efectiva. Si bien no son necesarios para el éxito, pueden ofrecer conveniencia y beneficios específicos cuando se usan junto con una dieta balanceada y un programa de entrenamiento bien estructurado. Aquí hay tres suplementos populares para el culturismo:

1. Proteína de suero:

La proteína de suero se deriva de la leche y es una fuente de proteína completa de alta calidad que contiene todos los aminoácidos esenciales, incluidos los aminoácidos de cadena ramificada (BCAA). El cuerpo lo absorbe y utiliza rápidamente, lo que lo convierte en una opción popular para la recuperación después del entrenamiento.

Beneficios:

- Apoya la síntesis y recuperación de proteínas musculares.

- Promueve el crecimiento muscular.

- Puede ayudar a aumentar la fuerza.

- Conveniente y fácil de consumir.

Cómo usa:

- Consume de 20 a 40 gramos de proteína de suero dentro de 1 a 2 horas después de tu entrenamiento, idealmente combinado con carbohidratos.

- La proteína de suero también se puede utilizar como una fuente de proteínas conveniente entre comidas o como refrigerio.

2. Creatina:

La creatina es un compuesto natural que ayuda a proporcionar energía a las células, en particular a las células musculares. La suplementación con creatina ha sido ampliamente estudiada y se ha demostrado que mejora la fuerza, la potencia y la masa muscular en atletas y culturistas.

Beneficios:

- Aumenta la fuerza y potencia muscular.

- Mejora el tamaño muscular a través de un mayor contenido de agua en las células musculares.

- Puede mejorar el rendimiento del ejercicio y la recuperación.

- Puede proporcionar beneficios cognitivos.

Cómo usar:

- Consume de 3 a 5 gramos de creatina al día, ya sea antes o después del entrenamiento.

- También puedes optar por hacer una fase de carga consumiendo 20 gramos de creatina al día, divididos en cuatro porciones de 5 gramos durante 5 a 7 días, seguida de una dosis de mantenimiento de 3 a 5 gramos al día.

3. Pre-Entrenamientos:

Los suplementos previos al entrenamiento están diseñados para aumentar la energía, el enfoque y la resistencia durante el entrenamiento. A menudo contienen una mezcla de ingredientes, como cafeína, beta-alanina, malato de citrulina y BCAA.

Beneficios:

- Mejora la energía y el enfoque durante los entrenamientos.

- Puede mejorar la resistencia y el rendimiento.

- Puede ayudar a retrasar la fatiga muscular.

Cómo usar:

- Consume la dosis recomendada de tu suplemento pre-entrenamiento elegido 20-30 minutos antes del entrenamiento.

- Ten cuidado con los suplementos previos al entrenamiento que contienen estimulantes, como la cafeína, ya que pueden causar efectos secundarios como un aumento del ritmo cardíaco o trastornos del sueño si se toman demasiado cerca de la hora de acostarse o en cantidades excesivas.

Recuerda que los suplementos no deben sustituir una dieta equilibrada y un entrenamiento adecuado. Deben usarse como una adición a su régimen actual de nutrición y ejercicio. Siempre consulta con un profesional de la salud antes de comenzar cualquier nuevo suplemento, especialmente si tienes alguna condición médica preexistente o estás tomando medicamentos.

VIII. Descanso y Recuperación para el Culturismo

Importancia del Descanso y la Recuperación para el Crecimiento Muscular

El descanso y la recuperación son componentes críticos de un programa de culturismo exitoso, ya que permiten que tu cuerpo repare, reconstruya y fortalezca los músculos después de entrenamientos intensos. Durante los períodos de descanso, tu cuerpo puede recuperarse del estrés físico y mental del entrenamiento, lo cual es fundamental para promover el crecimiento muscular y prevenir el sobreentrenamiento o las lesiones. He aquí por qué el descanso y la recuperación son importantes para el crecimiento muscular:

1. **Reparación y crecimiento muscular**: El crecimiento muscular ocurre durante la fase de recuperación, no durante el entrenamiento real. Cuando te involucras en un entrenamiento de resistencia, creas microdesgarros en tus fibras musculares. Durante el descanso, tu cuerpo repara estas fibras dañadas, haciéndolas más fuertes y resistentes. Este proceso, conocido como síntesis de proteínas musculares, es esencial para aumentar el tamaño y la fuerza de los músculos.

2. **Equilibrio hormonal**: El entrenamiento intenso puede provocar un aumento de los niveles de cortisol, una hormona responsable de descomponer el tejido muscular. El descanso y la recuperación adecuados ayudan a regular los niveles de cortisol y promueven la producción de hormonas anabólicas, como la testosterona y la hormona del crecimiento, que son esenciales para el crecimiento y la reparación muscular.

3. **Reposición de glucógeno**: El glucógeno es la principal fuente de combustible para los músculos durante los entrenamientos de alta intensidad. Los días de descanso le permiten a tu cuerpo reponer las reservas de glucógeno, asegurándose de que tengas suficiente energía para tu próxima sesión de entrenamiento.

4. **Recuperación del sistema nervioso central (SNC)**: Las sesiones de entrenamiento intensas, particularmente aquellas que implican levantar objetos pesados, ejercen una presión significativa sobre el sistema nervioso central. El descanso y la recuperación adecuados son esenciales para permitir que tu sistema nervioso central se recupere de este estrés, ayudando a prevenir el sobreentrenamiento y mantener un rendimiento óptimo.

5. **Prevención de lesiones**: El sobreentrenamiento y la recuperación inadecuada pueden aumentar el riesgo de lesiones, ya que compromete la capacidad del cuerpo para reparar y fortalecer los músculos y los tejidos conectivos. El descanso y la recuperación adecuados ayudan a prevenir lesiones y garantizan un progreso constante en tu trayecto de culturismo.

Para optimizar el descanso y la recuperación para el crecimiento muscular, considera las siguientes estrategias:

1. **Sueño**: Apunta a 7-9 horas de sueño de calidad por noche. El sueño es esencial para la regulación hormonal, la reparación muscular y la recuperación general.

2. **Días de descanso**: Incluye al menos uno o dos días de descanso por semana en tu programa de entrenamiento, permitiendo que tus músculos y sistema nervioso se recuperen por completo.

3. **Recuperación activa**: Participa en actividades de baja intensidad en los días de descanso, como caminar, yoga o estiramientos ligeros, para promover el flujo sanguíneo y ayudar en la recuperación muscular sin causar estrés adicional.

4. **Nutrición**: Consume una dieta balanceada rica en proteínas, carbohidratos y grasas saludables para apoyar la reparación y el crecimiento muscular. Una nutrición adecuada es esencial para la recuperación y el rendimiento general.

5. **Escucha a tu cuerpo**: Presta atención a los signos de fatiga, dolor muscular excesivo o disminución del rendimiento, ya que

pueden indicar una necesidad adicional de descanso y recuperación.

En conclusión, el descanso y la recuperación son cruciales para los culturistas, ya que permiten que el cuerpo repare y desarrolle tejido muscular, mantenga el equilibrio hormonal y prevenga lesiones. La incorporación de un descanso adecuado, un sueño adecuado y una buena nutrición en tu programa de entrenamiento ayudará a maximizar el crecimiento muscular y garantizará el éxito a largo plazo en tu trayecto de culturismo.

Sueño: la Herramienta de Recuperación Definitiva

El sueño a menudo se considera la herramienta de recuperación definitiva para culturistas y atletas por igual. Desempeña un papel fundamental en varios aspectos de la salud física y mental, incluido el crecimiento y la reparación muscular, la regulación hormonal y la función cognitiva. He aquí por qué el sueño es esencial para el culturismo y cómo afecta su progreso:

1. **Reparación y crecimiento muscular**: Durante el sueño, tu cuerpo se somete a numerosos procesos fisiológicos que respaldan la reparación y el crecimiento muscular. La hormona del crecimiento humano (HGH), una hormona que estimula la síntesis de proteínas musculares y la reparación de tejidos, se libera principalmente durante las etapas de sueño profundo. El sueño adecuado asegura que tu cuerpo pueda reparar eficazmente los microdesgarros en las fibras musculares que resultan del entrenamiento de resistencia, promoviendo el crecimiento y fuerza muscular.

2. **Regulación hormonal**: El sueño ayuda a regular la producción de hormonas clave involucradas en el crecimiento muscular, el metabolismo y la respuesta al estrés. La falta de sueño puede conducir a un aumento en los niveles de cortisol, una hormona del estrés que puede descomponer el tejido muscular y dificultar el crecimiento muscular. Además, la falta de sueño puede afectar negativamente la sensibilidad a la insulina y la producción de testosterona, las cuales son esenciales para el desarrollo muscular y la salud en general.

3. **Niveles de energía y rendimiento**: El sueño adecuado es crucial para mantener niveles de energía óptimos durante los entrenamientos. La falta de sueño puede conducir a una reducción de la motivación, aumento de la fatiga y disminución del rendimiento, lo que dificulta lograr la intensidad y el enfoque necesarios para los entrenamientos de musculación efectivos.

4. **Función cognitiva y estado de ánimo**: El sueño juega un papel vital en la función cognitiva, incluida la memoria, el enfoque y la toma de decisiones. La falta de sueño puede afectar negativamente tu motivación, estado de ánimo y capacidad de concentración durante los entrenamientos, lo que podría reducir la eficacia de tus sesiones de entrenamiento.

5. **Función inmunológica**: El sueño apoya un sistema inmunológico saludable, que es esencial para la salud general y la recuperación de un entrenamiento intenso. El sueño inadecuado puede comprometer tu sistema inmunológico, lo que dificulta que tu cuerpo se recupere de los entrenamientos y aumenta el riesgo de enfermedades o lesiones.

Para optimizar el sueño para el culturismo, considere los siguientes consejos:

1. **Prioriza el sueño**: Apunta a 7-9 horas de sueño de calidad por noche. Haz del sueño una prioridad en tu horario y establece una rutina de sueño constante.

2. **Crea un entorno propicio para dormir**: Mantén tu dormitorio oscuro, tranquilo y fresco. Invierte en un colchón y almohadas cómodos para promover un sueño reparador.

3. **Limita el tiempo de pantalla antes de acostarte**: La exposición a la luz azul de las pantallas puede interferir con la producción de melatonina, una hormona que regula el sueño. Trata de limitar el tiempo de pantalla al menos 1 hora antes de acostarte y usa anteojos que bloqueen la luz azul si es necesario.

4. **Establece una rutina para la hora de acostarse**: Desarrolla una rutina antes de dormir que le indique a tu cuerpo que es hora de relajarse. Esto podría incluir actividades como leer,

tomar un baño tibio o practicar técnicas de relajación como la respiración profunda o la meditación.

5. **Controla el consumo de cafeína y alcohol**: limita el consumo de cafeína a la primera parte del día, ya que puede interferir con tu capacidad para conciliar el sueño. Además, si bien el alcohol puede hacerte sentir somnoliento inicialmente, puede alterar la calidad del sueño y debe consumirse con moderación.

En conclusión, el sueño es una herramienta de recuperación esencial para los culturistas, ya que desempeña un papel crucial en el crecimiento muscular, la regulación hormonal y el rendimiento general. Priorizar el sueño e implementar hábitos de sueño saludables ayudará a maximizar el progreso de su culturismo y respaldará el éxito a largo plazo.

Técnicas de Recuperación Activa: Estiramientos, Rodillo de Espuma, Masaje

Las técnicas de recuperación activa están diseñadas para promover el flujo sanguíneo, reducir la rigidez muscular y facilitar la recuperación sin añadir estrés adicional a tus músculos. Incorporar estas técnicas en tu rutina de fisicoculturismo puede ayudar a mejorar la flexibilidad, la movilidad y el rendimiento general. Aquí hay tres técnicas populares de recuperación activa:

1. Estiramiento:

El estiramiento ayuda a mejorar la flexibilidad, el rango de movimiento y la recuperación muscular al promover el flujo de sangre a los músculos y reducir la tensión muscular.

Tipos de estiramiento:

a. Estiramiento estático: Implica mantener un estiramiento durante 15 a 30 segundos a la vez, dirigido a grupos musculares específicos. Este tipo de estiramiento se realiza mejor después de tu entrenamiento para ayudar a que los músculos se relajen y se recuperen.

b. Estiramiento dinámico: Consiste en realizar movimientos controlados que llevan suavemente los músculos a través de su rango completo de movimiento. Es mejor realizar este tipo de estiramiento antes de tu entrenamiento como parte de tu rutina de calentamiento para preparar tus músculos para la actividad.

2. Rodillo de espuma:

El rodillo de espuma, también conocido como autoliberación miofascial, es una forma de automasaje que utiliza un rodillo de espuma para aplicar presión sobre los nudos musculares o las áreas tensas. Esta técnica puede ayudar a liberar la tensión muscular, mejorar la flexibilidad y promover el flujo sanguíneo a los músculos, lo que ayuda en la recuperación.

Cómo usar el rodillo de espuma:

a. Coloca el rodillo de espuma en el suelo y sitúa tu cuerpo encima de él, enfocándote en el grupo muscular deseado.

b. Aplica presión haciendo rodar tu cuerpo hacia adelante y hacia atrás a través del rodillo de espuma, concentrándote en las áreas tensas o adoloridas.

C. Pasa de 30 a 60 segundos en cada grupo muscular, ajustando la presión según sea necesario. Ten cuidado de no rodar directamente sobre las articulaciones o los huesos.

3. Masaje:

La terapia de masaje implica la manipulación manual de los tejidos blandos para ayudar a reducir la tensión muscular, mejorar el flujo sanguíneo y promover la relajación. Varios tipos de técnicas de masaje pueden ser beneficiosos para la recuperación activa, incluido el masaje deportivo, el masaje de tejido profundo y el masaje sueco.

Beneficios del masaje para la recuperación activa:

a. Reduce el dolor y la tensión muscular.

b. Mejora el flujo sanguíneo y la circulación, promoviendo la entrega de nutrientes a los músculos.

c. Apoya la eliminación de productos de desecho metabólicos del tejido muscular.

d. Mejora la flexibilidad y la movilidad.

e. Promueve la relajación y el alivio del estrés.

La incorporación de estas técnicas de recuperación activa en tu rutina de culturismo puede ayudarte a recuperarte de manera más efectiva, reducir el riesgo de lesiones y mejorar tu rendimiento general. Asegúrate de escuchar a tu cuerpo y ajustar la intensidad o la frecuencia de estas técnicas según sea necesario para respaldar tus necesidades individuales de recuperación.

VIII. Errores Comunes a Evitar en el Culturismo

Sobreentrenamiento y Recuperación Insuficiente

En el culturismo, es crucial lograr un equilibrio entre la intensidad del entrenamiento y la recuperación. El sobreentrenamiento y la falta de recuperación son errores comunes que pueden obstaculizar el progreso, provocar lesiones y afectar negativamente la salud en general. Estos son los aspectos clave de estos errores y cómo evitarlos:

1. Sobreentrenamiento:

El sobreentrenamiento ocurre cuando realizas un entrenamiento excesivo sin darle a tu cuerpo el tiempo suficiente para recuperarse. Esto puede ser el resultado de entrenar con demasiada frecuencia, usar un volumen de entrenamiento excesivo o no tomar suficientes días de descanso.

Los signos de sobreentrenamiento incluyen:

- Fatiga persistente y falta de energía.

- Disminución de la fuerza y el rendimiento.

- Aumento del dolor muscular y recuperación más lenta

- Trastornos del sueño

- Cambios de humor, como irritabilidad o depresión.

- Disminución de la función inmunológica, lo que conduce a enfermedades frecuentes.

- Mayor riesgo de lesiones

Cómo evitar el sobreentrenamiento:

- **Desarrolla un programa de entrenamiento equilibrado**: incorpora días de descanso y días de recuperación activa en tu rutina para permitir que tus músculos y tu sistema nervioso central se recuperen.

- **Escucha a tu cuerpo**: Presta atención a los signos de fatiga, dolor excesivo o disminución del rendimiento, ya que pueden indicar una necesidad adicional de descanso y recuperación.

- **Prioriza el sueño**: Asegúrate de obtener de 7 a 9 horas de sueño de calidad por noche para apoyar la reparación muscular y la recuperación general.

- **Periodiza tu entrenamiento**: Implementa la periodización, que implica variar la intensidad, el volumen y los ejercicios de tu entrenamiento a lo largo del tiempo para evitar el estancamiento y reducir el riesgo de sobreentrenamiento.

2. **Recuperación insuficiente:**

La recuperación insuficiente se refiere a no proporcionar a tu cuerpo los recursos y el tiempo necesarios para recuperarse efectivamente del entrenamiento. Esto puede ser resultado de un sueño inadecuado, mala nutrición o falta de descanso y técnicas de recuperación activa.

Los signos de recuperación insuficiente incluyen:

- Dolor muscular prolongado

- Disminución de la fuerza y el rendimiento.

- Mayor riesgo de lesiones

- Estancamiento o retroceso en el progreso

- Función inmunológica comprometida

Cómo evitar la recuperación insuficiente:

- **Prioriza el sueño**: Apunta a 7-9 horas de sueño de calidad por noche para apoyar la reparación muscular, la regulación hormonal y la recuperación general.

- **Optimiza la nutrición**: Consume una dieta balanceada rica en proteínas, carbohidratos y grasas saludables para apoyar la reparación y el crecimiento muscular.

- **Incorpora técnicas de recuperación activa**: Implementa estiramientos, rodillos de espuma y masajes para promover el flujo sanguíneo, reducir el dolor muscular y ayudar en la recuperación.

- **Controla tu progreso**: Realiza un seguimiento de tus entrenamientos, fuerza y composición corporal para ayudar a identificar signos de falta de recuperación o sobreentrenamiento.

Al evitar el sobreentrenamiento y la falta de recuperación, puedes garantizar un progreso constante en trayecto de culturismo mientras reduces el riesgo de lesiones y promueves la salud en general. Recuerda escuchar a tu cuerpo, priorizar la recuperación y ajustar tu entrenamiento y nutrición según sea necesario para satisfacer tus necesidades y objetivos individuales.

Postura y técnica inadecuadas

El uso de una postura y técnica deficientes durante el entrenamiento de resistencia es un error común en el culturismo que puede conducir a una efectividad reducida, estancamiento y un mayor riesgo de lesiones. Para maximizar el progreso y minimizar las lesiones, es esencial priorizar la postura y la técnica adecuadas en tus entrenamientos. Aquí hay algunos consejos para ayudarlo a evitar estos errores:

1. **Aprende los fundamentos**: Antes de comenzar cualquier ejercicio, tómate el tiempo para aprender la postura y la técnica correctas. Esto puede implicar investigar fuentes acreditadas, mirar videos instructivos o trabajar con un entrenador personal certificado.

2. **Calienta adecuadamente**: Un calentamiento completo prepara tus músculos y articulaciones para el próximo entrenamiento, lo que reduce el riesgo de lesiones y mejora tu capacidad para realizar ejercicios con la forma adecuada. Incorpora estiramientos dinámicos y ejercicios ligeros específicos de movimiento en tu rutina de calentamiento.

3. **Comienza con pesos más ligeros**: Al aprender un nuevo ejercicio o trabajar en forma, es esencial usar pesos más ligeros inicialmente. Esto te permite concentrarte en la correcta ejecución del movimiento sin verte abrumado por cargas pesadas. Aumenta gradualmente el peso a medida que te sientas más cómodo y competente con el ejercicio.

4. **Evita levantar peso por ego:** Levantar pesos excesivamente pesados para impresionar a otros o por cuestión de ego puede llevar a una mala forma, reducción de la efectividad y un aumento del riesgo de lesiones. Concéntrate en desafiarte con pesos que te permitan mantener una forma y control adecuados a lo largo de todo el rango de movimiento.

5. **Mantén el control**: Realiza cada ejercicio con control e intención, concentrándose en los músculos específicos y evitando el uso del impulso para mover el peso. Esto no solo mejora la eficacia del ejercicio, sino que también reduce el riesgo de lesiones.

6. **Prioriza los movimientos compuestos**: Concéntrate en ejercicios compuestos, como sentadillas, peso muerto, press de banca y remo, ya que involucran múltiples grupos musculares y brindan una base sólida para tu entrenamiento. Asegúrate de dominar la postura y la técnica adecuadas para estos movimientos antes de pasar a ejercicios o variaciones más avanzados.

7. **Ten en cuenta la alineación del cuerpo**: La alineación adecuada es crucial para mantener una buena forma y prevenir lesiones. Mantén tu columna vertebral neutral, involucra tu núcleo y evita arquear demasiado la parte inferior de la espalda o redondear los hombros durante los ejercicios.

8. **Ajusta los ejercicios a tus necesidades individuales**: Si tienes lesiones preexistentes o problemas de movilidad, es esencial modificar los ejercicios en consecuencia. Consulta con un profesional del fitness para que te ayude a encontrar alternativas adecuadas o ajustes que te permitan realizar ejercicios de manera segura y efectiva.

9. **Registra tus entrenamientos**: Grabar tus ejercicios puede ayudarte a identificar cualquier problema con la postura o la técnica, lo que te permite realizar los ajustes necesarios y realizar un seguimiento de tu progreso a lo largo del tiempo.

10. **Busca orientación profesional**: Si no estás seguro acerca de tu postura o técnica, considera trabajar con un entrenador personal certificado o un coach que pueda proporcionarte orientación experta, retroalimentación y apoyo orientación.

Al priorizar la postura y la técnica adecuadas en tus entrenamientos de musculación, puedes maximizar la efectividad de tu entrenamiento, minimizar el riesgo de lesiones y garantizar un progreso constante hacia tus objetivos. Recuerda escuchar a tu cuerpo, sé paciente con tu progreso y edúcate continuamente sobre las mejores prácticas en el entrenamiento de resistencia.

Descuidar la nutrición y el sueño

Descuidar la nutrición y el sueño puede obstaculizar significativamente tu progreso y tu salud en general en el culturismo o cualquier actividad física. Tanto la nutrición como el sueño juegan un papel crucial en el crecimiento, la recuperación y el rendimiento muscular. He aquí por qué son esenciales:

1. Nutrición:

Una nutrición adecuada es vital para proporcionarte a tu cuerpo el combustible y los recursos necesarios para apoyar el crecimiento muscular, la reparación y la recuperación general. También afecta tus niveles de energía y rendimiento durante los entrenamientos. Los principales componentes de la nutrición que no deben descuidarse incluyen:

a. **Proteína**: La proteína es esencial para la reparación y el crecimiento muscular. El consumo adecuado de proteínas ayuda a estimular la síntesis de proteínas musculares, apoyando el desarrollo de nuevo tejido muscular y la reparación de las fibras musculares dañadas durante los entrenamientos.

b. **Carbohidratos**: Los carbohidratos son la principal fuente de combustible para los músculos durante los entrenamientos de alta intensidad. Consumir suficientes carbohidratos asegura que tengas la energía para rendir de manera óptima durante tus sesiones de entrenamiento y ayuda a reponer las reservas de glucógeno para la recuperación.

c. **Grasas**: Las grasas saludables juegan un papel crucial en la regulación hormonal, el control de la inflamación y la salud en general. Asegurar una ingesta adecuada de grasas saludables apoya la producción de testosterona, que es esencial para el crecimiento y la recuperación muscular.

d. **Micronutrientes**: Las vitaminas y los minerales son necesarios para varias funciones corporales, incluida la función inmunológica, la producción de energía y la regulación hormonal. Consumir una dieta equilibrada rica en frutas, verduras y alimentos integrales garantiza que satisfaga tus necesidades de micronutrientes.

2. Dormir:

El sueño es un componente crítico de la recuperación y desempeña un papel importante en la reparación muscular, la regulación hormonal y la función cognitiva. Descuidar el sueño puede tener varias consecuencias negativas para los culturistas y atletas, que incluyen:

a. **Reparación y crecimiento muscular**: Durante el sueño, tu cuerpo se somete a numerosos procesos fisiológicos que respaldan la reparación y el crecimiento muscular. La hormona del crecimiento humano (HGH), que estimula la síntesis de proteínas musculares y la reparación de tejidos, se libera principalmente durante las etapas de sueño profundo.

b. **Regulación hormonal**: El sueño ayuda a regular la producción de hormonas clave involucradas en el crecimiento muscular, el metabolismo y la respuesta al estrés. La falta de sueño puede conducir a un aumento de los niveles de cortisol, lo que puede descomponer el tejido muscular y dificultar el crecimiento muscular. La privación del sueño también puede afectar negativamente la sensibilidad a la insulina y la producción de testosterona.

c. **Niveles de energía y rendimiento**: El sueño adecuado es crucial para mantener niveles de energía óptimos durante los entrenamientos. La falta de sueño puede conducir a una reducción de la motivación, aumento de la fatiga y disminución del rendimiento, lo que dificulta lograr la intensidad y el enfoque necesarios para los entrenamientos de musculación efectivos.

d. **Función cognitiva y estado de ánimo**: El sueño juega un papel vital en la función cognitiva, incluida la memoria, el enfoque y la toma de decisiones. La falta de sueño puede afectar negativamente tu motivación, estado de ánimo y capacidad de concentración durante los entrenamientos.

e. **Función inmunológica**: El sueño apoya un sistema inmunológico saludable, que es esencial para la salud general y la recuperación de un entrenamiento intenso. El sueño inadecuado puede comprometer tu sistema inmunológico, lo que dificulta que tu cuerpo se recupere de los entrenamientos y aumenta el riesgo de enfermedades o lesiones.

Al priorizar la nutrición y el sueño adecuados, puede optimizar la capacidad de tu cuerpo para recuperarse, crecer y rendir, lo que te permitirá obtener mejores resultados en tu trayecto de culturismo o fitness. Asegúrate de consumir una dieta balanceada, obtener de 7 a 9 horas de sueño de calidad por noche y escuchar las necesidades de tu cuerpo para respaldar una salud y un progreso óptimos.

Dependencia Excesiva de los Suplementos

Si bien los suplementos pueden ser beneficiosos en ciertas situaciones, depender demasiado de ellos puede generar una serie de problemas. Aquí hay varias razones por las que es esencial evitar depender demasiado de los suplementos en tu trayecto de culturismo o fitness:

1. **Los alimentos integrales son superiores**: Los alimentos integrales brindan una amplia gama de nutrientes esenciales, que incluyen vitaminas, minerales, antioxidantes y fibra, que son cruciales para la salud y el rendimiento en general. Los suplementos no pueden reemplazar los beneficios de consumir una dieta equilibrada y variada compuesta de alimentos enteros y ricos en nutrientes.

2. **Biodisponibilidad**: Los nutrientes que se encuentran en los alimentos integrales a menudo son más biodisponibles, lo que significa que tu cuerpo puede absorberlos y utilizarlos de manera más eficiente en comparación con sus contrapartes en los suplementos. Además, ciertos nutrientes que se encuentran en los alimentos integrales pueden funcionar de manera sinérgica, mejorando la absorción y utilización de otros nutrientes.

3. **Rentabilidad**: Depender en gran medida de los suplementos puede ser costoso, especialmente cuando se compara con la obtención de nutrientes de los alimentos integrales. Invertir en una dieta equilibrada que incluya una variedad de alimentos ricos en nutrientes suele ser más rentable y sostenible a largo plazo.

4. **Falsa sensación de seguridad**: La dependencia excesiva de los suplementos puede crear una falsa sensación de seguridad, lo que lleva a algunas personas a creer que pueden compensar una dieta deficiente o un entrenamiento inadecuado tomando suplementos. Esta mentalidad puede obstaculizar el progreso y restar valor a la importancia de una nutrición y un entrenamiento adecuados.

5. **Preocupaciones de seguridad y regulación**: La industria de los suplementos no está tan estrictamente regulada como las industrias alimentaria y farmacéutica. Esto significa que la calidad, la pureza y la eficacia de los suplementos pueden variar mucho de una marca a otra. Algunos suplementos pueden contener aditivos dañinos o sustancias prohibidas, que pueden presentar riesgos para la salud o conducir a la descalificación en deportes competitivos.

6. **Efectos secundarios potenciales**: El uso excesivo de ciertos suplementos o su consumo en cantidades excesivas puede provocar efectos secundarios negativos o interacciones con medicamentos. Por ejemplo, el consumo excesivo de cafeína de los suplementos previos al entrenamiento puede causar trastornos del sueño, aumento del ritmo cardíaco y ansiedad.

Para evitar una dependencia excesiva de los suplementos, concéntrate en consumir una dieta equilibrada y rica en nutrientes que satisfaga tus necesidades de macronutrientes y micronutrientes. Utiliza suplementos como un complemento de tu dieta y entrenamiento, en lugar de reemplazar una nutrición y ejercicio adecuados. Siempre consulta con un profesional de la salud o un dietista registrado antes de agregar suplementos a tu rutina para asegurarte de que sean apropiados, seguros y efectivos para tus necesidades y objetivos individuales.

Terapia de Reemplazo de Testosterona para Hombres Mayores - 40+

A medida que los hombres envejecen, sus niveles de testosterona disminuyen naturalmente, lo que puede tener un impacto en la masa muscular, la fuerza, la densidad ósea y la calidad de vida en general. La Terapia de Reemplazo de Testosterona (TRT) es una intervención médica que consiste en complementar con testosterona exógena para restaurar los niveles hormonales a un rango más óptimo. Para los hombres mayores (40-80 años) que se dedican al culturismo o al entrenamiento de fuerza, la TRT puede tener beneficios potenciales, pero también conlleva riesgos y consideraciones.

Beneficios de la TRT para hombres mayores involucrados en el culturismo:

1. **Mejora de la masa muscular y la fuerza**: Restaurar los niveles de testosterona a un rango más óptimo puede ayudar a aumentar la masa muscular y la fuerza, lo que puede ser particularmente beneficioso para los hombres mayores que experimentan pérdida muscular relacionada con la edad (sarcopenia).

2. **Densidad ósea mejorada**: La testosterona juega un papel crucial en el mantenimiento de la densidad ósea. La TRT puede ayudar a mejorar la densidad mineral ósea en hombres mayores, reduciendo el riesgo de fracturas y apoyando la salud musculoesquelética general.

3. **Mayor energía y resistencia**: TRT puede ayudar a mejorar los niveles de energía y la capacidad de ejercicio, lo que permite a los hombres mayores participar en entrenamientos más intensos y productivos.

4. **Estado de ánimo y motivación mejorados**: La testosterona puede afectar el estado de ánimo y el bienestar general. La TRT puede ayudar a mejorar el estado de ánimo, la motivación y la función cognitiva en hombres mayores con niveles bajos de testosterona.

Riesgos y consideraciones:

1. **Supervisión médica**: La TRT debe ser administrada y supervisada por un profesional de la salud para garantizar la dosificación adecuada, controlar los posibles efectos secundarios y evaluar periódicamente los niveles hormonales.

2. **Posibles efectos secundarios**: La TRT puede tener efectos secundarios, incluido un mayor riesgo de coágulos de sangre, apnea del sueño, acné y agrandamiento de la próstata. Es esencial sopesar los beneficios potenciales frente a estos riesgos al considerar la TRT.

3. **Impacto en la producción natural de testosterona**: La suplementación con testosterona exógena puede suprimir la producción natural de testosterona de tu cuerpo, lo que puede ser una preocupación si suspendes la TRT.

4. **Monitoreo de la salud de la próstata**: La TRT se ha asociado con un mayor riesgo de problemas de próstata, incluido el agrandamiento de la próstata y, en algunos casos, el cáncer de próstata. El control regular de la próstata, incluida la prueba del antígeno prostático específico (PSA), es necesario para los hombres que se someten a TRT.

5. **Factores del estilo de vida**: Antes de considerar la TRT, es esencial abordar cualquier factor del estilo de vida que pueda estar contribuyendo a los niveles bajos de testosterona, como la mala alimentación, la falta de ejercicio, la falta de sueño y el estrés.

Si eres un hombre mayor que está considerando la TRT con fines de culturismo, es crucial consultar con un profesional de la salud para discutir tu situación individual, los beneficios potenciales, los riesgos y el curso de acción más apropiado. La TRT solo debe usarse bajo supervisión médica y cuando se considere necesario debido a niveles bajos de testosterona que causan síntomas o afectan negativamente la calidad de vida.

IX. Conclusión

Motivación para Iniciar en el Culturismo

Iniciar un viaje en el culturismo puede ser una experiencia increíblemente gratificante, tanto física como mentalmente. Si estás considerando comenzar en el culturismo, aquí tienes algunos ánimos para ayudarte a dar los primeros pasos:

1. **Mejora de la salud física**: El culturismo puede llevar a numerosos beneficios para la salud, incluyendo aumento de la masa muscular, fuerza, densidad ósea y condición cardiovascular. Estas mejoras pueden contribuir a reducir el riesgo de enfermedades crónicas, mejorar la movilidad y promover una mejor salud en general.

2. **Mejora de la salud mental**: Se ha demostrado que la práctica regular de ejercicio, como el culturismo, mejora el estado de ánimo, reduce el estrés y mejora la función cognitiva. También puede aumentar la autoestima y la confianza a medida que observa su progreso y alcanza sus objetivos.

3. **Sentimiento de logro**: Establecer y alcanzar objetivos en el culturismo puede proporcionarte un gran sentido de realización. Ya sea levantando un récord personal, alcanzando una forma física específica o simplemente siendo constante

con tus entrenamientos, alcanzar estos hitos puede ser increíblemente gratificante.

4. **Cambios positivos en el estilo de vida**: El culturismo a menudo conduce a la adopción de hábitos más saludables, como una mejor nutrición, un mejor sueño y un control eficaz del estrés. Estos cambios positivos pueden contribuir al bienestar general y la longevidad.

5. **Conexiones sociales**: La comunidad de culturismo y fitness puede proporcionarte una red de personas con ideas afines que comparten sus objetivos e intereses. Participar en esta comunidad puede ofrecer un valioso apoyo, motivación y camaradería.

6. **La edad no es una limitación**: Puedes comenzar con el culturismo a cualquier edad, siempre que tenga autorización médica para participar en el entrenamiento de resistencia. El culturismo se puede adaptar a tu nivel de condición física actual y puedes progresar a tu propio ritmo.

7. **Enfoque personalizado**: El culturismo permite un enfoque altamente individualizado, lo que te permite adaptar tus estrategias de entrenamiento, nutrición y recuperación a tus necesidades, objetivos y preferencias únicas.

Para comenzar tu viaje en el culturismo, empieza estableciendo metas realistas y alcanzables para ti mismo. Desarrolla un programa de entrenamiento equilibrado que incorpore entrenamiento de resistencia, ejercicio cardiovascular y trabajo de flexibilidad. Prioriza una nutrición adecuada y la recuperación, incluyendo un sueño adecuado y manejo del estrés. Considera buscar orientación de un entrenador personal certificado o un coach para ayudarte a establecer una base sólida y asegurarte de que estás utilizando la forma y técnica correctas.

Recuerda que el progreso toma tiempo, y la consistencia es clave. Mantén la paciencia, confía en el proceso y celebra tus logros en el camino. Acepta los desafíos y el crecimiento que vienen con el culturismo, y disfruta el viaje hacia un tú más fuerte, saludable y con más confianza.

Consejos para Mantenerte Motivado y Consistente en su Trayecto

Mantenerte motivado y constante en tu trayecto de culturismo o fitness es crucial para el éxito a largo plazo. Aquí hay algunos consejos para ayudarte a mantener la motivación y seguir en el camino:

1. **Establece objetivos claros y realistas**: Define objetivos específicos, medibles, alcanzables, relevantes y con tiempo definido (objetivos SMART) para ayudar a guiar tu progreso y proporcionar un sentido de dirección. Divide objetivos más grandes en metas más pequeñas y manejables para mantener la motivación y celebrar los logros en el camino.

2. **Realiza un seguimiento de tu progreso**: Mantén un registro de ejercicios o usa una aplicación de para registrar tus entrenamientos, nutrición y medidas corporales. El seguimiento de tu progreso te ayudará a ser responsable, identificar áreas de mejora y celebrar tus logros.

3. **Establece una rutina**: Crea un programa de ejercicios constante que se adapte a tu estilo de vida y preferencias. Tener una rutina establecida hace que sea más fácil priorizar e integrar el ejercicio en tu vida diaria, lo que aumenta la probabilidad de constancia a largo plazo.

4. **Encuentre un compañero de entrenamiento o una red de apoyo**: Interactúa con personas de ideas afines, ya sea en persona o en línea, que compartan sus objetivos de acondicionamiento físico y puedan brindar apoyo, motivación y camaradería. Hacer ejercicio con un compañero o ser parte de una comunidad puede ayudarlo a mantenerse responsable y hacer que el viaje sea más agradable.

5. **Varía la rutina**: Alterna tus entrenamientos para mantener las cosas frescas e interesantes. Experimenta con diferentes ejercicios, estilos de entrenamiento o técnicas de entrenamiento para prevenir el aburrimiento y estimular el crecimiento nuevo.

6. **Concéntrate en el proceso, no solo en el resultado**: Enfatiza la importancia de la consistencia y el esfuerzo, en lugar de fijarte únicamente en objetivos estéticos o de rendimiento. Celebra las mejoras en tu salud, bienestar y calidad de vida en general que resultan del ejercicio regular y los hábitos saludables.

7. **Mantente educado e inspirado**: Busca continuamente nueva información y recursos para mejorar tus conocimientos y habilidades en culturismo y fitness. Seguir a atletas inspiradores, entrenadores o influencers de fitness también puede proporcionar motivación y consejos útiles.

8. **Escucha a tu cuerpo**: Prioriza el descanso y la recuperación para prevenir el agotamiento y las lesiones. Sé flexible y adapta tu programa de entrenamiento según sea necesario, basándote en las señales de tu cuerpo, asegurándote de cuidar tu bienestar físico y mental.

9. **Prémiate**: Reconoce tus logros y progreso premiándote con obsequios o experiencias no relacionadas con la comida, como nuevo equipo de entrenamiento, un masaje relajante o un divertido viaje de un día.

10. **Visualiza el éxito**: Visualízate regularmente alcanzando tus objetivos e imagina cómo te sentirás una vez que los hayas logrado. La visualización puede ser una herramienta poderosa para mantener la motivación y el enfoque.

Recuerda que el viaje de cada persona es único y el progreso lleva tiempo. Ten paciencia contigo mismo, confía en el proceso y mantén la consistencia en tus esfuerzos. Acepta los desafíos y el crecimiento que vienen con el culturismo, y disfruta del camino hacia un tú más fuerte, saludable y con más confianza.

APÉNDICE Programa de Entrenamiento de Tres Meses

Semana 1-4:

Día 1: Pecho, Tríceps y Hombros

- Press de banca con barra: 4 series de 8 repeticiones

- Press inclinado con mancuernas: 3 series de 10 repeticiones

- Aperturas con polea: 3 series de 12 repeticiones

- Press de hombros sentado con mancuernas: 4 series de 8 repeticiones

- Elevaciones laterales: 3 series de 10 repeticiones

- Extensión de Tríceps en Polea Alta con Barra: 3 series de 12 repeticiones

- Extensión con mancuernas por encima de la cabeza: 3 series de 12 repeticiones

Día 2: Espalda, Bíceps y Piernas

- Peso muerto: 4 series de 8 repeticiones

- Polea de pecho: 3 series de 10 repeticiones

- Remo sentado en máquina de polea: 3 series de 12 repeticiones

- Curl de bíceps con barra: 4 series de 8 repeticiones

- Curl martillo: 3 series de 10 repeticiones

- Press de piernas: 4 series de 12 repeticiones

- Extensiones de pierna: 3 series de 15 repeticiones

- Curl de piernas: 3 series de 15 repeticiones

Día 3: Pecho, Tríceps y Hombros

- Press de banca inclinado con barra: 4 series de 8 repeticiones
- Press declinado con mancuernas: 3 series de 10 repeticiones
- Mariposa o Press de Pecho Sentado: 3 series de 12 repeticiones
- Press militar sentado: 4 series de 8 repeticiones
- Elevaciones frontales: 3 series de 10 repeticiones
- Extensiones de tríceps en polea: 3 series de 12 repeticiones
- Fondos: 3 series de 12 repeticiones

Día 4: Espalda, Bíceps y Piernas

- Remos con barra: 4 series de 8 repeticiones
- Remo con mancuernas a una mano: 3 series de 10 repeticiones
- Dominadas: 3 series de 12 repeticiones
- Curl concentrado: 4 series de 8 repeticiones
- Curl predicador: 3 series de 10 repeticiones
- Sentadillas: 4 series de 12 repeticiones
- Estocadas: 3 series de 15 repeticiones
- Levantamiento de pantorrillas: 3 series de 15 repeticiones

Día 5: Pecho, Tríceps y Hombros

- Press con mancuernas en banco plano: 4 series de 8 repeticiones
- Press con barra en banco inclinado: 3 series de 10 repeticiones
- Aperturas inclinadas con polea: 3 series de 12 repeticiones
- Press Arnold sentado: 4 series de 8 repeticiones
- Remo al mentón con barra: 3 series de 10 repeticiones

- Extensión de tríceps con mancuerna: 3 series de 12 repeticiones
- Press de banca con agarre cerrado: 3 series de 12 repeticiones

Día 6: Espalda, Bíceps y Piernas

- Dominadas con agarre amplio: 4 series de 8 repeticiones
- Remos con barra en T: 3 series de 10 repeticiones
- Polea al pecho: 3 series de 12 repeticiones
- Curl martillo: 4 series de 8 repeticiones
- Sentadillas: 4 series de 12 repeticiones
- Estocadas: 3 series de 15 repeticiones
- Levantamiento de pantorrillas: 3 series de 15 repeticiones

Día 7: Día de descanso

Semana 5-8:

Día 1: Pecho, Tríceps y Hombros

- Press de banca inclinado con barra: 4 series de 8 repeticiones
- Aperturas con mancuernas en banco inclinado: 3 series de 10 repeticiones
- Cruces de poleas: 3 series de 12 repeticiones
- Press de hombros sentado con mancuernas: 4 series de 8 repeticiones
- Press militar de pie: 3 series de 10 repeticiones
- Extensión de Tríceps en Banco (Skull Crushers): 3 series de 12 repeticiones
- Extensiones de tríceps en polea con cuerda: 3 series de 12 repeticiones

Día 2: Espalda, Bíceps y Piernas

- Peso muerto con barra: 4 series de 8 repeticiones
- Dominadas con agarre amplio: 3 series de 10 repeticiones
- Remo con barra inclinado: 3 series de 12 repeticiones
- Curl de bíceps con barra de pie: 4 series de 8 repeticiones
- Curl de bíceps inclinado con mancuernas: 3 series de 10 repeticiones
- Sentadillas con barra: 4 series de 12 repeticiones
- Press de piernas: 3 series de 15 repeticiones
- Extensiones de pierna: 3 series de 15 repeticiones

Día 3: Pecho, Tríceps y Hombros

- Press de banca inclinado con barra: 4 series de 8 repeticiones
- Press con mancuernas en banco declinado: 3 series de 10 repeticiones
- Mariposa o Press de Pecho Sentado: 3 series de 12 repeticiones
- Press militar sentado: 4 series de 8 repeticiones
- Press Arnold: 3 series de 10 repeticiones
- Press de banca con agarre cerrado: 3 series de 12 repeticiones
- Extensiones de tríceps en polea: 3 series de 12 repeticiones

Día 4: Espalda, Bíceps y Piernas

- Polea al pecho con agarre amplio: 4 series de 8 repeticiones
- Remo con mancuernas a una mano: 3 series de 10 repeticiones
- Remo inclinado con agarre inverso: 3 series de 12 repeticiones
- Curl de bíceps inclinado con mancueras: 4 series de 8 repeticiones

- Curl martillo: 3 series de 10 repeticiones
- Peso muerto: 4 series de 12 repeticiones
- Estocadas: 3 series de 15 repeticiones
- Elevaciones de pantorrillas: 3 series de 15 repeticiones

Día 5: Pecho, Tríceps y Hombros

- Press con mancuernas en banco plano: 4 series de 8 repeticiones
- Press con barra en banco inclinado: 3 series de 10 repeticiones
- Aperturas inclinadas con polea: 3 series de 12 repeticiones
- Press Arnold sentado: 4 series de 8 repeticiones
- Elevaciones frontales: 3 series de 10 repeticiones
- Extensión de Tríceps con Mancuerna: 3 series de 12 repeticiones
- Extensiones de tríceps sobre la cabeza: 3 series de 12 repeticiones

Día 6: Espalda, Bíceps y Piernas

- Remos con barra en T: 4 series de 8 repeticiones
- Pull-Downs con agarre cerrado: 3 series de 10 repeticiones
- Curl concentrado: 3 series de 10 repeticiones
- Press de piernas: 4 series de 12 repeticiones
- Curl de piernas: 3 series de 15 repeticiones
- Elevaciones de pantorrilla: 3 series de 15 repeticiones

Día 7: Día de descanso

Semana 9-12:

Día 1: Pecho, Tríceps y Hombros

- Press de banca con barra: 4 series de 8 repeticiones
- Press inclinado con mancuernas: 3 series de 10 repeticiones
- Aperturas con polea: 3 series de 12 repeticiones
- Press de hombros con mancuernas sentado: 4 series de 8 repeticiones
- Elevaciones laterales: 3 series de 10 repeticiones
- Extensión de Tríceps en Polea Alta con Barra: 3 series de 12 repeticiones
- Extensión de tríceps sobre la cabeza con mancuerna: 3 series de 12 repeticiones

Día 2: Espalda, Bíceps y Piernas

- Peso muerto: 4 series de 8 repeticiones
- Polea al pecho: 3 series de 10 repeticiones
- Remo sentado en polea: 3 series de 12 repeticiones
- Curl de bíceps con barra: 4 series de 8 repeticiones
- Curl martillo: 3 series de 10 repeticiones
- Press de piernas: 4 series de 12 repeticiones
- Extensiones de pierna: 3 series de 15 repeticiones
- Curl de piernas: 3 series de 15 repeticiones

Día 3: Pecho, Tríceps y Hombros

- Press de banca inclinado con barra: 4 series de 8 repeticiones

- Press con mancuernas en banco declinado: 3 series de 10 repeticiones
- Mariposa o Press de Pecho Sentado: 3 series de 12 repeticiones
- Press militar sentado: 4 series de 8 repeticiones
- Elevaciones frontales: 3 series de 10 repeticiones
- Extensiones de tríceps en polea: 3 series de 12 repeticiones
- Fondos: 3 series de 12 repeticiones

Día 4: Espalda, Bíceps y Piernas

- Remos con barra: 4 series de 8 repeticiones
- Remo con mancuernas a una mano: 3 series de 10 repeticiones
- Dominadas: 3 series de 12 repeticiones
- Curl concentrado: 4 series de 8 repeticiones
- Curl predicador: 3 series de 10 repeticiones
- Sentadillas: 4 series de 12 repeticiones
- Estocadas: 3 series de 15 repeticiones
- Elevaciones de pantorrillas: 3 series de 15 repeticiones

Día 5: Pecho, Tríceps y Hombros

- Press con mancuernas en banco plano: 4 series de 8 repeticiones
- Press con barra en banco declinado: 3 series de 10 repeticiones
- Aperturas inclinadas con polea: 3 series de 12 repeticiones
- Press Arnold sentado: 4 series de 8 repeticiones
- Remo al mentón con barra: 3 series de 10 repeticiones
- Extensión de tríceps con mancuerna: 3 series de 12 repeticiones
- Press de banca con agarre cerrado: 3 series de 12 repeticiones

Día 6: Espalda, Bíceps y Piernas

- Dominadas con agarre amplio: 4 series de 8 repeticiones

- Remos con barra en T: 3 series de 10 repeticiones

- Polea al pecho tumbado: 3 series de 12 repeticiones

- Curl de martillo: 4 series de 8 repeticiones

- Peso muerto rumano: 3 series de 10 repeticiones

- Elevaciones de pantorrillas: 4 series de 15 repeticiones

- Curl de piernas sentado: 3 series de 15 repeticiones

Día 7: Día de descanso

Nota: A medida que avances en el programa, puedes aumentar el peso y/o el número de series y repeticiones para continuar desafiando a tu cuerpo y progresar. Además, es importante escuchar a tu cuerpo y ajustar el programa en consecuencia, especialmente si experimentas algún dolor o molestia.

Recuerda, la consistencia y la dedicación son clave para alcanzar tus metas de fitness. Mantente firme en el programa, lleva una dieta equilibrada y saludable, mantente hidratado y asegúrate de descansar y recuperarte adecuadamente. Con paciencia y perseverancia, puedes alcanzar tus metas de fitness y hacer que tu cuerpo trabaje a tu favor.

Glosario de Ejercicios con Descripción de Cómo Hacer los Ejercicios

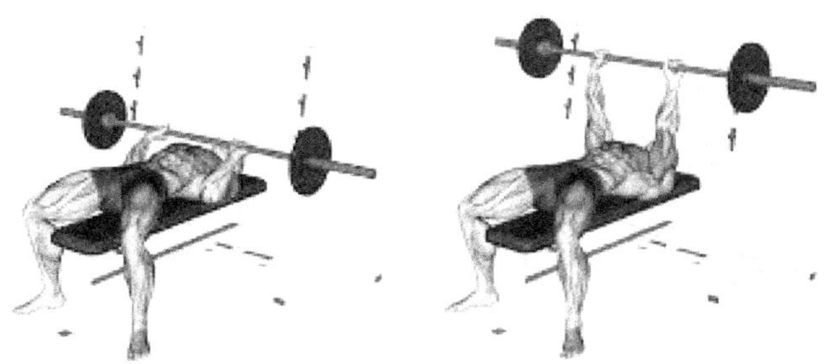

Press de Banca con Barra:

1. Acuéstate en un banco plano con los pies apoyados en el suelo y los ojos directamente debajo de la barra.

2. Alcanza y agarra la barra un poco más ancha que el ancho de los hombros con un agarre en pronación (palmas mirando hacia afuera).

3. Desengancha la barra estirando los brazos y sosteniéndola directamente sobre tu pecho.

4. Baja la barra lentamente hacia tu pecho, manteniendo tus codos pegados al cuerpo en un ángulo de 45 grados.

5. Toca tu pecho ligeramente con la barra y luego empújala explosivamente hacia arriba de vuelta a la posición inicial.

6. Realiza esta acción la cantidad de veces que desees.

Asegúrate de mantener los hombros hacia atrás, el pecho hacia arriba y los pies firmemente plantados en el suelo durante todo el movimiento. Evita arquear la espalda en exceso o hacer rebotar la barra en el pecho. Además, asegúrate de usar un peso que puedas manejar con seguridad y con la postura y técnica adecuadas.

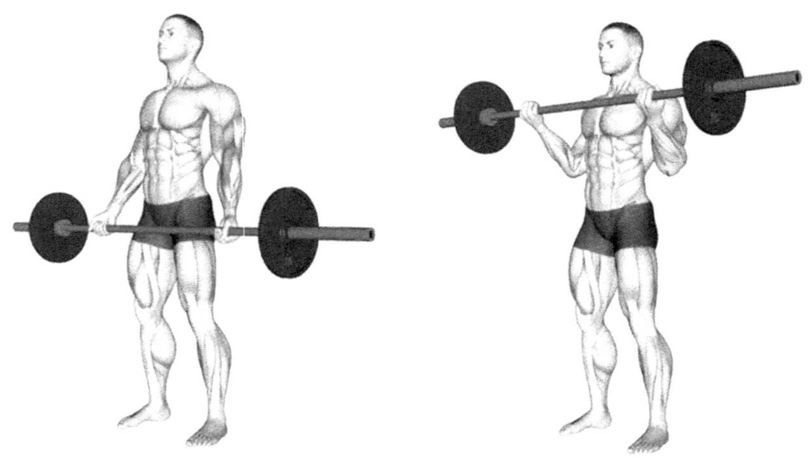

Curl de Bíceps con Barra:

1. Párate con los pies separados al ancho de los hombros y agarra la barra con un agarre supino (palmas hacia arriba) con una separación ligeramente mayor que el ancho de los hombros.

2. Deja que tus brazos cuelguen rectos a los costados con la barra apoyada contra tus muslos.

3. Levanta lentamente la barra hacia tu pecho, manteniendo los codos cerca de los costados y las muñecas rectas.

4. Continúa doblando la barra hasta que alcance el nivel de tus hombros o hasta que tus bíceps estén completamente contraídos.

5. Mantén la contracción por un segundo, luego baja la barra a la posición inicial de manera controlada.

6. Realiza esta acción la cantidad de veces que desees.

Asegúrate de evitar balancear o tirar de la barra hacia arriba, ya que esto puede ejercer una tensión innecesaria en la parte inferior de la espalda y reducir la efectividad del ejercicio. Mantén la parte superior de los brazos quieta y concéntrate en usar los bíceps para levantar el peso. Además, asegúrate de usar un peso que puedas manejar con seguridad y con la postura adecuada.

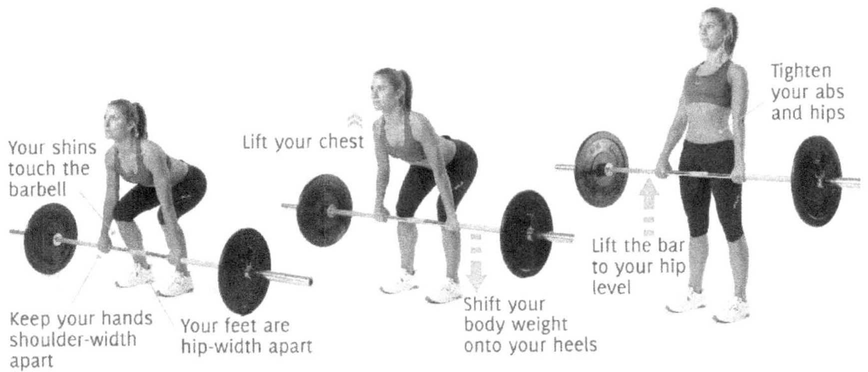

Peso Muerto con Barra:

1. Párate con los pies separados al ancho de los hombros y coloca las espinillas contra la barra con los dedos de los pies apuntando hacia adelante.

2. Inclínate y agarra la barra con ambas manos, utilizando un agarre prono (palmas hacia abajo) que sea ligeramente más ancho que el ancho de los hombros.

3. Baja tus caderas y endereza tu espalda hasta que la parte frontal de tus piernas inferiores toque la barra, manteniendo la cabeza y el pecho elevados y las escápulas retraídas.

4. Toma una respiración profunda y contrae tu núcleo, luego empuja a través de tus talones y levanta la barra extendiendo tus caderas y rodillas simultáneamente.

5. Mientras levantas, mantén la espalda y los brazos rectos, usando las piernas y las caderas para levantar el peso.

6. Una vez que la barra alcance el nivel de la cadera, empuja tus caderas hacia adelante y ponte de pie derecho, sosteniendo la barra con tus brazos estirados hacia abajo frente a tu cuerpo.

7. Mantén esta posición por un segundo, luego baja lentamente la barra hacia el suelo doblando las caderas y las rodillas.

8. Realiza esta acción la cantidad de veces que desees.

Es importante mantener la postura adecuada a lo largo del ejercicio, manteniendo la espalda recta y el núcleo contraído para evitar lesiones. Además, asegúrate de usar un peso que puedas manejar con seguridad y con la postura correcta.

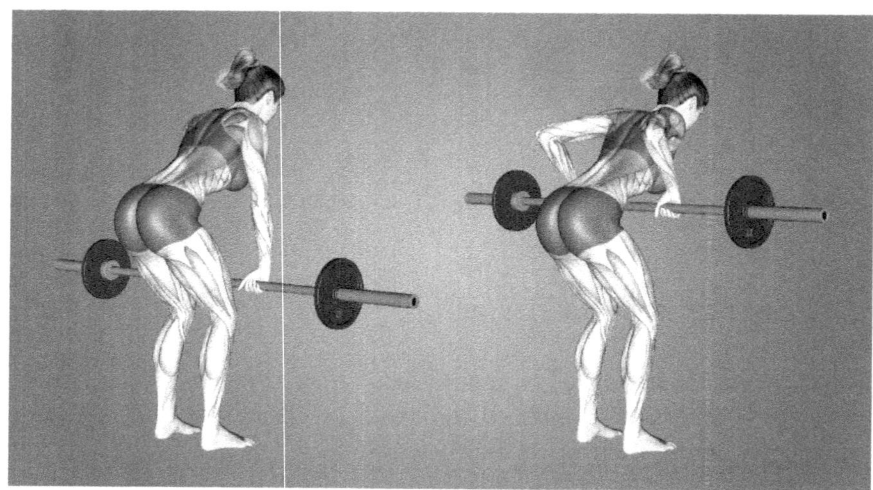

Remo con Barra:

1. Párate con los pies separados al ancho de los hombros y las rodillas ligeramente flexionadas.

2. Agarra una barra con un agarre prono y tus manos separadas al ancho de los hombros.

3. Inclínate hacia adelante desde la cintura, manteniendo la espalda recta y la cabeza erguida.

4. Levanta la barra tirando de ella hacia tu pecho, manteniendo los codos cerca de tu cuerpo.

5. Haz una pausa por un segundo en la parte superior del movimiento, luego baja la barra a la posición inicial.

6. Realiza esta acción la cantidad de veces que desees.

Es importante mantener la postura adecuada durante los remos con barra, como mantener la espalda recta y evitar balanceos excesivos o movimientos bruscos. También se recomienda comenzar con pesas más livianas y aumentar gradualmente el peso a medida que te sientas más cómodo con el ejercicio.

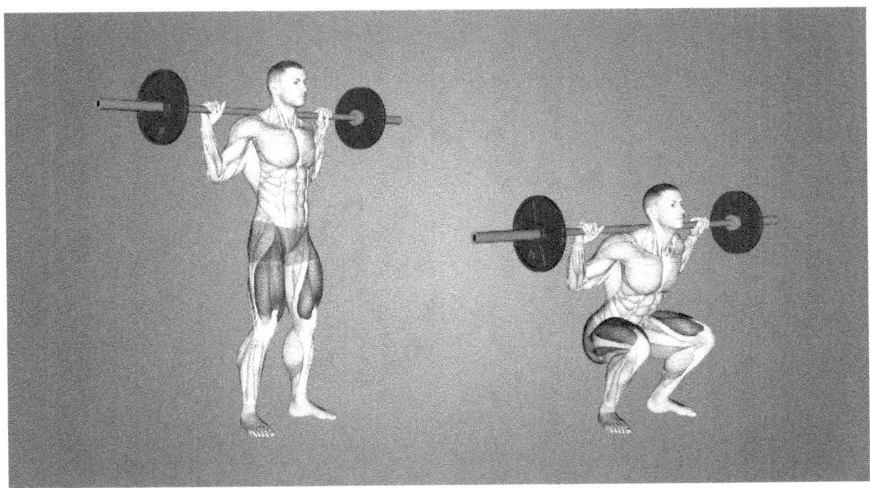

Sentadillas con Barra:

1. Párate con los pies separados al ancho de los hombros y los dedos de los pies apuntando ligeramente hacia afuera.

2. Toma una barra con ambas manos y apóyala en la parte superior de la espalda, justo debajo del cuello.

3. Aprieta los músculos centrales y agáchate lentamente doblando las rodillas y las caderas, manteniendo el pecho erguido y la espalda recta.

4. Baja hasta que tus muslos estén paralelos al suelo o ligeramente por debajo.

5. Empuja a través de los talones y levántate de nuevo a la posición inicial, extendiendo completamente las caderas y las rodillas.

6. Realiza esta acción la cantidad de veces que desees.

Es importante mantener la postura correcta durante las sentadillas con barra, como mantener las rodillas alineadas con los dedos de los pies y no dejar que las rodillas se doblen hacia adentro o que la espalda se encorve. También se recomienda comenzar con pesas más livianas y aumentar gradualmente el peso a medida que te sientas más cómodo con el ejercicio.

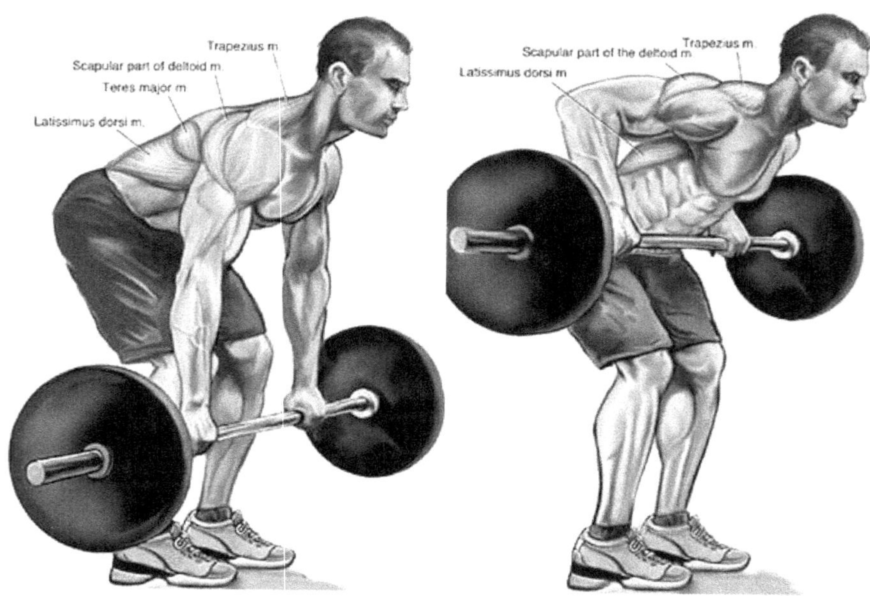

Remo con Barra Inclinado:

1. Párate con los pies separados al ancho de los hombros y sostén una barra con un agarre prono que sea ligeramente más ancho que el ancho de los hombros.

2. Dobla ligeramente las rodillas e inclínate hacia adelante a la altura de las caderas, manteniendo la espalda recta y la cabeza erguida.

3. Tira de la barra hacia tu pecho, manteniendo los codos cerca de tu cuerpo y apretando los omóplatos en la parte superior del movimiento.

4. Baja la barra de nuevo a la posición inicial, asegurándote de mantener la postura adecuada durante todo el ejercicio.

5. Realiza esta acción la cantidad de veces que desees.

Es importante comenzar con un peso ligero y concentrarse en la postura adecuada antes de aumentar el peso. Los remos con barra inclinados son un ejercicio compuesto que trabaja la espalda, los bíceps y los antebrazos.

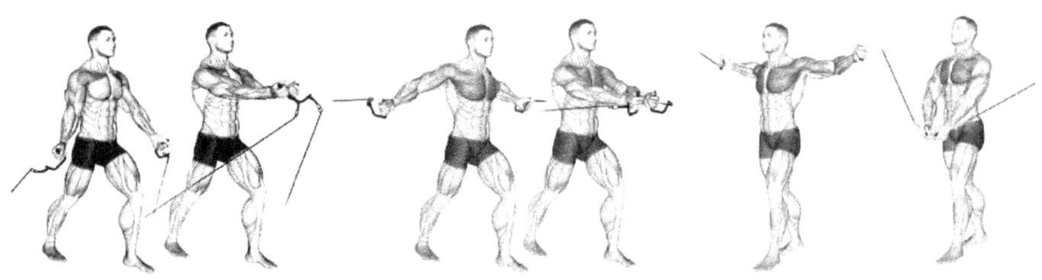

Cruces de Polea:

1. Comience conectando las manijas a las poleas altas de una máquina de cruce de poleas.

2. Párate en el centro de la máquina, sosteniendo las manijas con las palmas hacia adelante.

3. Da un paso adelante con un pie e inclínate ligeramente hacia adelante desde las caderas.

4. Manteniendo los brazos rectos, lleva las manijas hacia abajo y cruzando tu cuerpo hasta que tus manos se encuentren frente a tu torso.

5. Haz una pausa por un momento y luego suelta lentamente las manijas de regreso a la posición inicial con control.

6. Realiza esta acción la cantidad de veces que desees.

Algunos consejos adicionales a tener en cuenta al realizar cruces de polea:

- Mantén la espalda recta y el núcleo contraído durante todo el movimiento para evitar cualquier tensión en la parte inferior de la espalda.

- Concéntrate en contraer los músculos del pecho mientras juntas las manos.

- Evita bloquear los codos en la parte inferior del movimiento para mantener la tensión en los músculos del pecho.

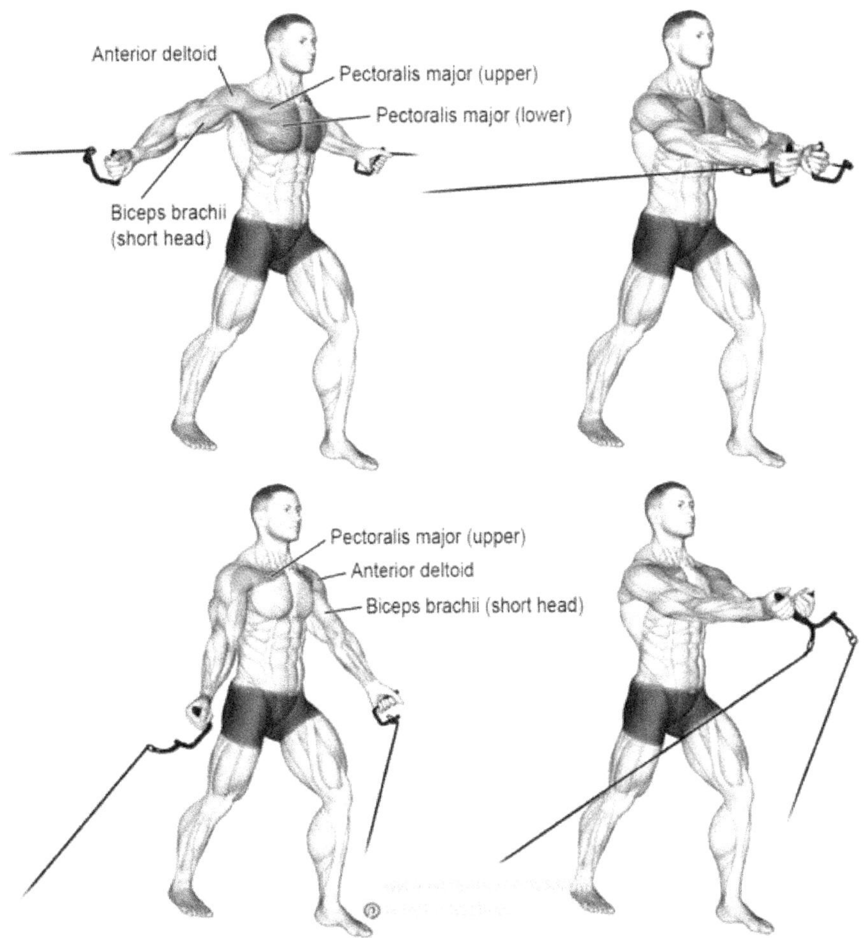

Aperturas con Polea:

1. Ajusta las poleas de cable a la posición más alta en ambos lados de la máquina de cable.

2. Fija manijas en D a cada polea y selecciona un peso que puedas manejar cómodamente.

3. Párate en el medio de la máquina de cable con los pies separados al ancho de los hombros y toma una manija en cada mano.

4. Da un paso adelante para crear algo de tensión en los cables, manteniendo las palmas de las manos una frente a la otra y los codos ligeramente flexionados.

5. Lleva tus manos hacia abajo y frente a tu cuerpo hasta que se encuentren frente a tu pecho.

6. Lentamente invierte el movimiento, controlando los cables a medida que regresan a la posición inicial.

7. Mantén tu núcleo contraído y tu espalda recta durante todo el ejercicio.

8. Realiza esta acción la cantidad de veces que desees.

9. Para apuntar a la parte superior del pecho, ajusta las poleas del cable a la posición más baja y realiza el mismo movimiento.

Nota: Asegúrate de elegir un peso que puedas controlar en todo el rango de movimiento. Evita usar el impulso para balancear las pesas o usar un peso demasiado pesado, lo que puede provocar lesiones.

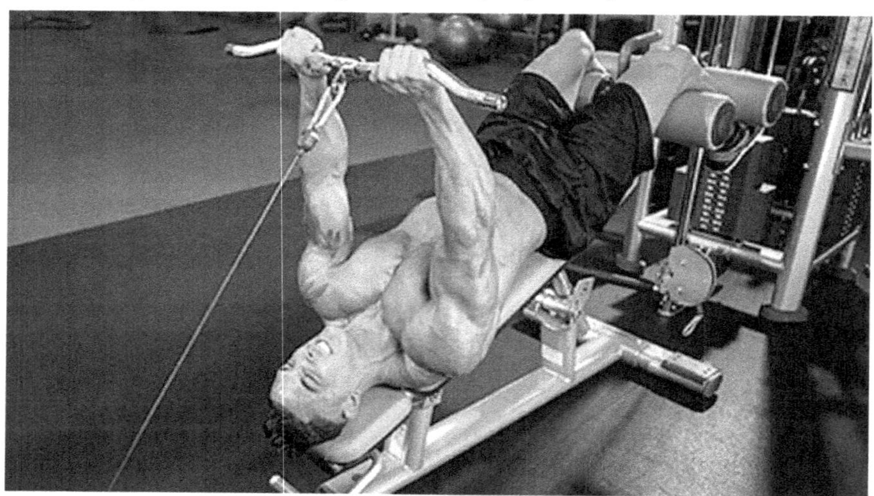

Pullover con Polea:

1. Conecta una cuerda al cable de la polea alta de la máquina y selecciona el peso deseado.

2. Acuéstate en un banco plano perpendicular a la máquina con los pies apoyados en el piso y la cabeza al final del banco.

3. Agarra la cuerda con ambas manos, las palmas enfrentadas y los brazos completamente extendidos sobre tu pecho.

4. Manteniendo los brazos rectos, baja lentamente el cable detrás de la cabeza hasta que los brazos queden paralelos al suelo.

5. Haz una pausa por un segundo, luego regresa lentamente a la posición inicial levantando el cable sobre tu pecho.

6. Realiza esta acción la cantidad de veces que desees.

Nota: Mantén tus brazos rectos durante todo el movimiento y asegúrate de mantener una ligera flexión en tus codos para evitar sobrecargar tus articulaciones. Además, asegúrate de mantener tu núcleo activado y tu espalda plana en el banco durante todo el ejercicio para evitar arquear la espalda.

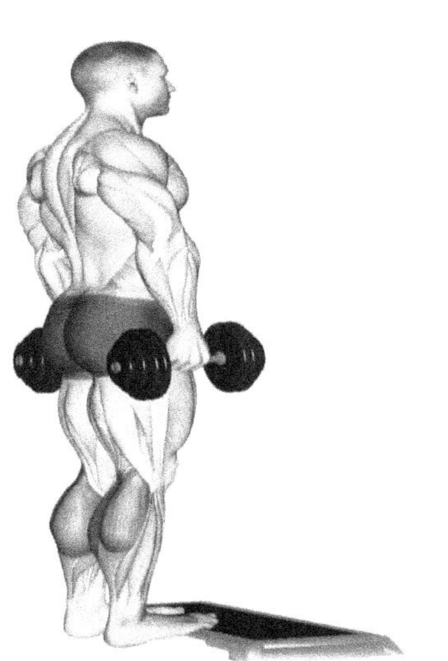
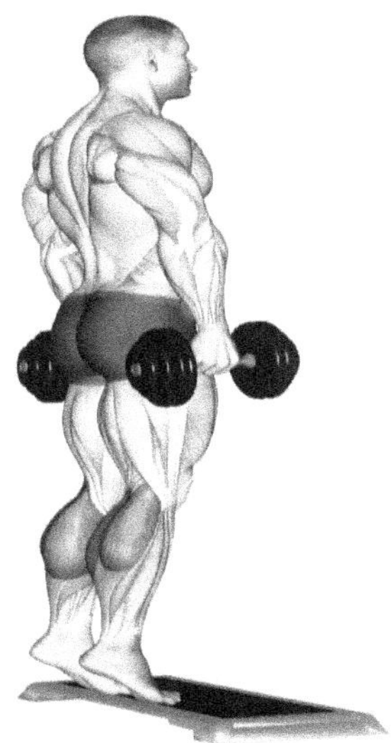

Levantamiento de Pantorrillas:

1. Párate con los pies separados al ancho de los hombros y apoyados en el suelo.

2. Levántate sobre las puntas de los pies, levantando los talones del suelo.

3. Mantén esta posición por un segundo, sintiendo la contracción en los músculos de la pantorrilla.

4. Baja los talones hasta el suelo.

5. Realiza esta acción la cantidad de veces que desees.

Puedes hacer levantamientos de pantorrillas con el peso corporal o agregar peso sosteniendo mancuernas o una barra sobre los hombros. También puedes realizar levantamientos de pantorrillas en un escalón o superficie elevada para aumentar el rango de movimiento.

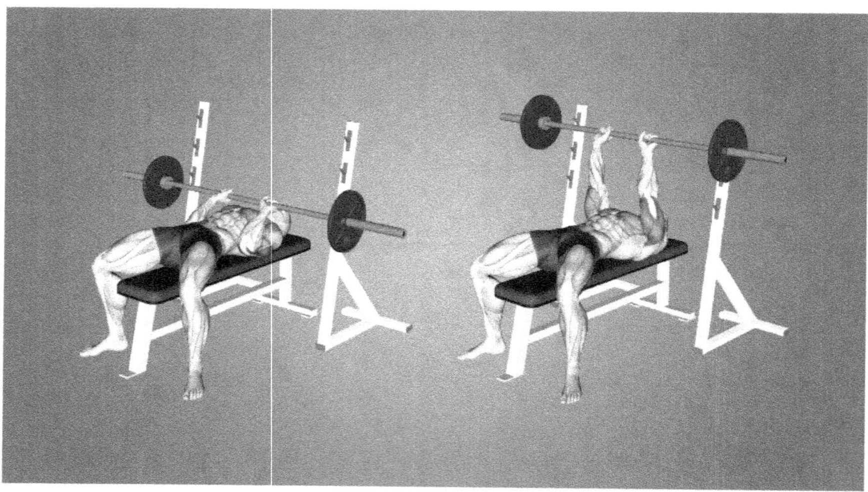

Press de Banca con Agarre Cerrado:

El press de banca con agarre cerrado es un ejercicio que se enfoca principalmente en los tríceps, pero también involucra el pecho y los hombros. Estos son los pasos para realizarlo:

1. Acuéstate en un banco plano y agarra la barra con un agarre cerrado, con tus manos no más separadas que el ancho de los hombros.

2. Levanta la barra del soporte y sostenla sobre tu pecho con los brazos extendidos.

3. Baja la barra hacia tu pecho, manteniendo los codos cerca de tu cuerpo.

4. Haz una breve pausa en la parte inferior, luego empuja la barra de vuelta a la posición inicial, extendiendo completamente tus brazos.

5. Realiza esta acción la cantidad de veces que desees.

Es importante mantener los codos cerca del cuerpo durante todo el movimiento para asegurarte de trabajar principalmente los tríceps. También puedes variar el ancho de tu agarre para apuntar a diferentes áreas del tríceps.

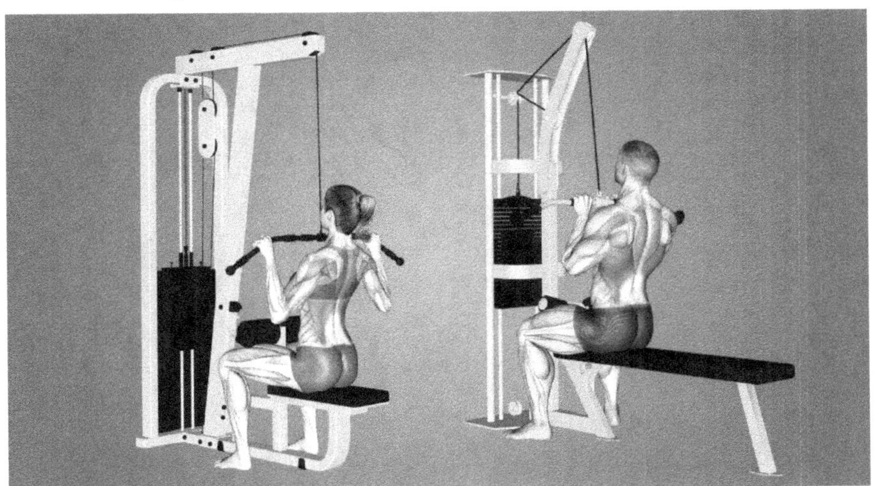

Pull-Downs con Agarre Cerrado:

1. Siéntese en la máquina de polea y ajusta el peso al nivel de resistencia deseado.

2. Conecta una barra de agarre cerrado a la máquina de cable.

3. Sujeta la barra con un agarre prono que esté ligeramente menos separado que el ancho de los hombros.

4. Siéntate con la espalda recta y los pies apoyados en el suelo.

5. Manteniendo los codos cerca de tu cuerpo, tira de la barra hacia tu pecho apretando los omóplatos.

6. Haz una breve pausa en la parte inferior del movimiento y luego libera lentamente la barra de vuelta a la posición inicial, manteniendo los brazos ligeramente doblados para mantener la tensión en los músculos.

7. Realiza esta acción la cantidad de veces que desees.

Nota: Evita usar impulso para completar el ejercicio y mantén tu torso estable durante todo el movimiento.

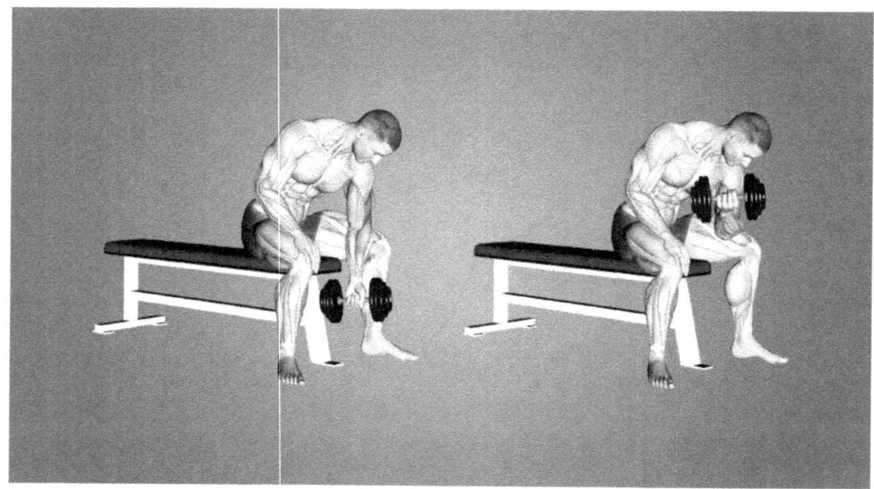

Curl Concentrado:

1. Siéntate en un banco o silla y sujeta una mancuerna con la mano derecha.

2. Coloca tu codo en el interior de tu muslo derecho y deja que el peso cuelgue.

3. Mantén la espalda recta y los pies apoyados en el suelo.

4. Enrolla el peso hacia tu hombro, manteniendo el codo inmóvil.

5. Mantén la contracción por un segundo y luego baja lentamente el peso hasta la posición inicial.

6. Realiza esta acción la cantidad de veces que desees.

Consejos:

- Utiliza un peso que sea desafiante pero que aún te permita mantener la postura adecuada.

- Exhala mientras levantas el peso e inhala mientras lo vuelves a bajar.

- Concéntrate en mantener la parte superior del brazo inmovil durante todo el movimiento.

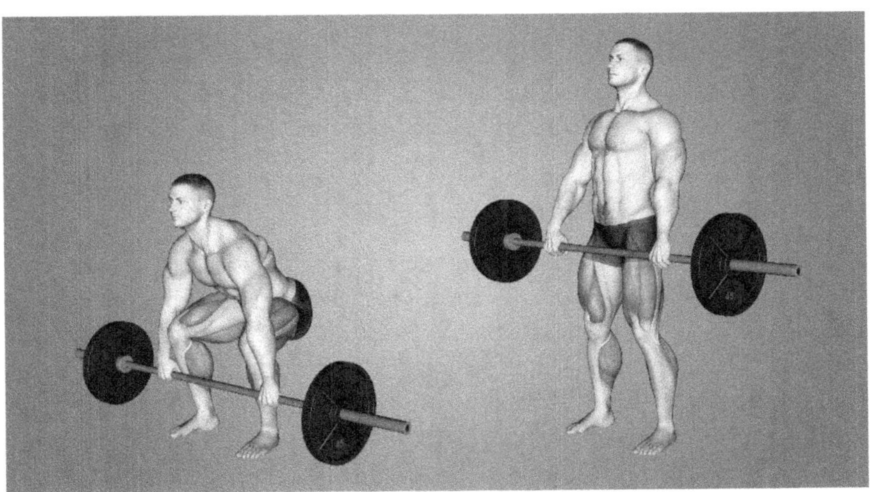

Peso Muerto:

1. Comienza parándose con los pies separados al ancho de los hombros, con los dedos de los pies apuntando ligeramente hacia afuera. Coloca la barra en el suelo frente a ti, con la parte frontal de tus piernas inferiores tocándola.

2. Agáchate y agarra la barra con ambas manos, usando un agarre prono (palmas hacia abajo) o un agarre mixto (una palma hacia arriba y la otra hacia abajo).

3. Mantén la espalda recta y el pecho erguido, y contrae los músculos centrales para estabilizar la columna. Tus hombros deben estar ligeramente por delante de la barra, con los brazos rectos.

4. Toma una respiración profunda, contrae tu núcleo y levanta la barra del piso extendiendo las caderas y las rodillas. Mantén la

barra cerca de tu cuerpo y tira hacia arriba con un movimiento suave y controlado.

5. Mientras te pones de pie, mantén los hombros hacia atrás y hacia abajo, y aprieta los glúteos y los isquiotibiales para extender completamente las caderas. La barra debe estar al nivel de la cadera en la parte superior del movimiento.

6. Para volver a bajar la barra al suelo, gira las caderas y empuja el trasero hacia atrás, mientras mantienes el pecho erguido y la espalda recta. Baja la barra de manera controlada, manteniéndola cerca de tu cuerpo mientras la regresas al piso.

7. Realiza esta acción la cantidad de veces que desees, luego suelta con cuidado la barra de regreso al piso.

Es crucial utilizar una técnica adecuada al realizar peso muerto, ya que es un ejercicio complejo que puede generar mucho estrés en la espalda baja y otros músculos. Si eres nuevo en el peso muerto, empieza con un peso más ligero y enfócate en dominar tu técnica antes de incrementar el peso. También es recomendable que un entrenador o alguien con experiencia supervise tu técnica para asegurar que estás ejecutando el ejercicio de manera correcta.

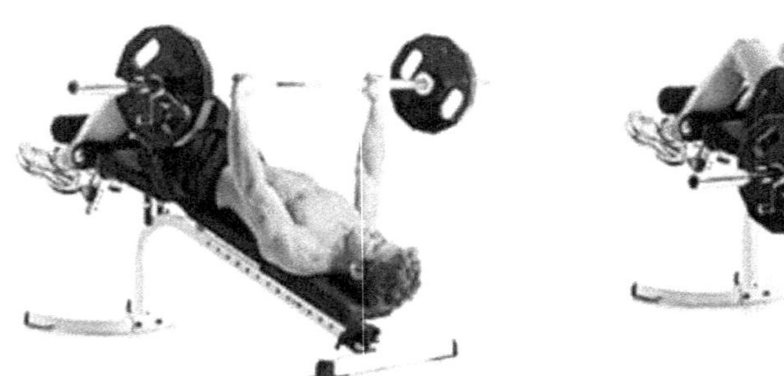
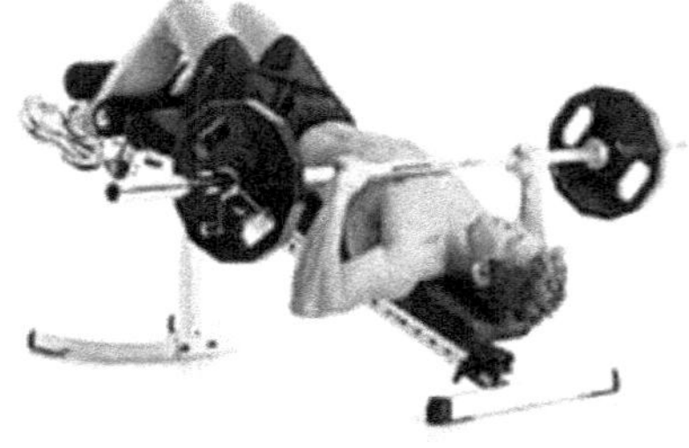

Press con Barra en Banco Declinado:

1. Acuéstate en un banco declinado y coloca tus pies en los soportes provistos. Asegúrate de que tu cabeza esté mirando hacia abajo y tu cuerpo esté estabilizado en el banco.

2. Sujeta la barra con un agarre ligeramente más estrecho que el ancho de tus hombros. Asegúrate de que tus palmas estén mirando hacia afuera.

3. Levanta la barra del soporte y sostenla directamente sobre tu pecho con los brazos extendidos.

4. Inhala profundamente y baja la barra lentamente hasta que toque la parte inferior del pecho.

5. Exhala y empuja la barra hacia atrás hasta la posición inicial, asegurándote de mantener los codos cerca del cuerpo.

6. Realiza esta acción la cantidad de veces que desees.

Es importante utilizar una técnica adecuada y evitar arquear la espalda o usar impulso para levantar el peso. Comienza con un peso más ligero para asegurarte de que puedas realizar el ejercicio correctamente antes de aumentar el peso.

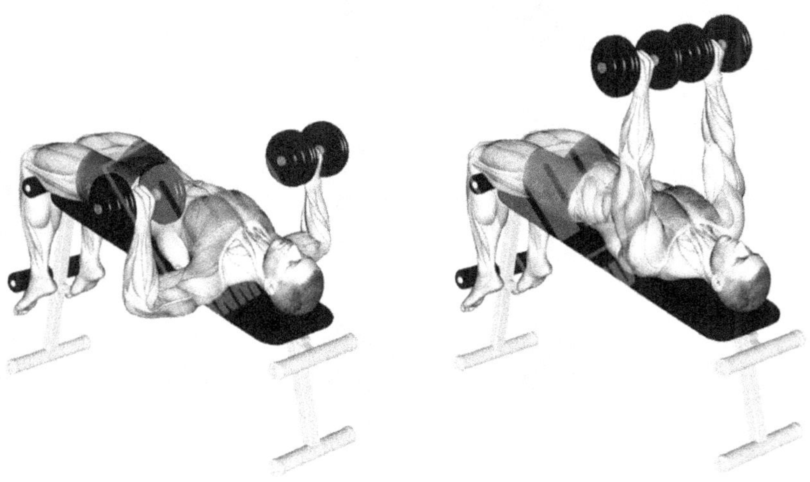

Press Inclinado con Mancuernas:

1. Acuéstate en un banco en declive con tus pies asegurados en el extremo y las mancuernas sostenidas en cada mano, con las palmas mirando hacia adelante y los codos doblados a 90 grados.

2. Baja las mancuernas a los lados de tu pecho, manteniendo los codos pegados al cuerpo.

3. Empuja las mancuernas hacia arriba, extendiendo los brazos por completo hasta que estén directamente sobre los hombros.

4. Baja lentamente las mancuernas hasta la posición inicial, manteniendo los codos pegados al cuerpo durante todo el movimiento.

5. Realiza esta acción la cantidad de veces que desees.

Es importante mantener el control durante todo el movimiento y no dejar caer el peso demasiado rápido. Además, asegúrate de mantener tu núcleo activado y tu espalda baja firmemente presionada contra el banco para evitar cualquier tensión o lesión.

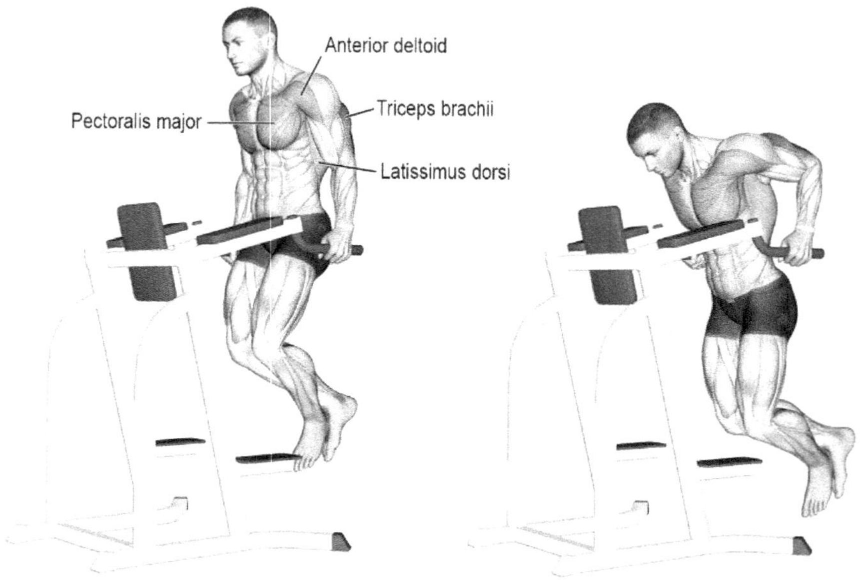

Fondos:

Los fondos son un ejercicio compuesto que trabaja principalmente los tríceps, el pecho y los hombros. Así es como se realizan los fondos:

1. Encuentra una estación para fondos o usa barras paralelas. Párate en el medio con las palmas mirando hacia abajo y los brazos rectos.

2. Baja el cuerpo doblando los codos e inclinándote ligeramente hacia adelante, manteniendo los codos apuntando hacia atrás.

3. Detente cuando tus hombros estén paralelos a tus codos o cuando tus tríceps estén paralelos al suelo. Tus antebrazos deben estar perpendiculares al suelo.

4. Empuja hacia arriba estirando los brazos, manteniendo el cuerpo erguido y los codos apuntando hacia atrás.

5. Realiza esta acción la cantidad de veces que desees.

Nota: Si eres nuevo en los fondos, puedes comenzar con fondos asistidos o usar un banco para reducir el peso que estás levantando. Asegúrate de mantener la espalda recta y los hombros hacia abajo y hacia atrás durante todo el movimiento.

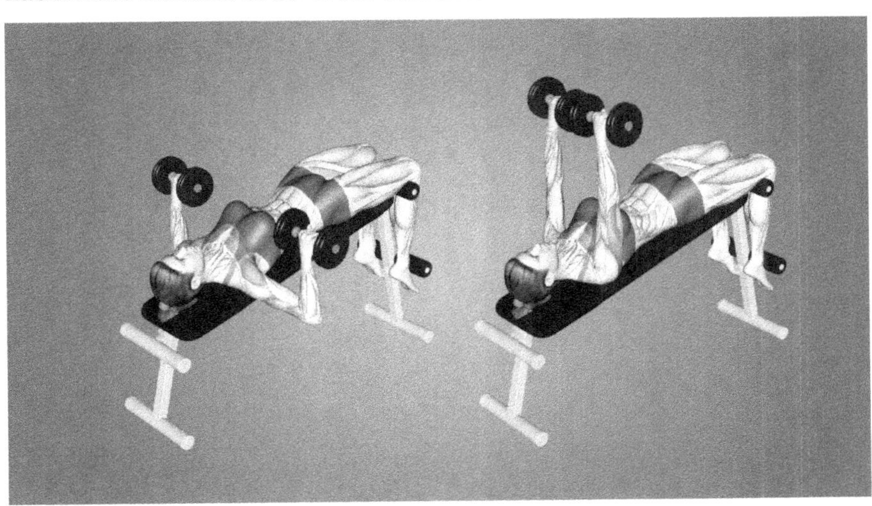

Press con Mancuernas:

1. Acuéstese en un banco plano con los pies en el suelo y la espalda presionada contra el banco.

2. Sostén una mancuerna en cada mano con las palmas mirando hacia adelante y los codos doblados en un ángulo de 90 grados.

3. Levanta las mancuernas hasta el nivel de los hombros, manteniendo los codos pegados al cuerpo.

4. Presiona las mancuernas sobre tu pecho hasta que tus brazos estén completamente extendidos.

5. Baja las mancuernas hasta el nivel de los hombros, manteniendo los codos cerca del cuerpo.

6. Realiza esta acción la cantidad de veces que desees.

Nota: Asegúrate de mantener el núcleo contraído y la espalda presionada contra el banco durante todo el ejercicio. Además, asegúrate de elegir un peso que te desafíe pero que te permita mantener la técnica adecuada.

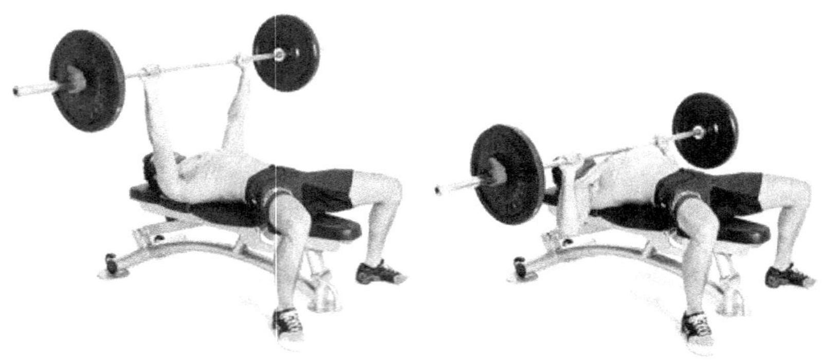

Press con Barra en Banco Plano

1. Acuéstate en un banco plano con los pies firmemente apoyados en el suelo y la espalda presionada contra el banco.

2. Sujeta la barra con un agarre en prono que sea ligeramente más ancho que el ancho de los hombros. Tus manos deben estar

posicionadas de modo que tus antebrazos estén perpendiculares al suelo.

3. Levanta la barra del soporte y sostenla sobre tu pecho con los brazos completamente extendidos.

4. Baja lentamente la barra hacia tu pecho manteniendo los codos pegados al cuerpo en un ángulo de 45 grados. La barra debe tocar ligeramente tu pecho.

5. Haz una breve pausa en la parte inferior del movimiento y luego empuja la barra de vuelta a la posición inicial presionando los pies contra el suelo y extendiendo los brazos.

6. Repite esta acción la cantidad de veces que desees.

Asegúrate de usar la técnica correcta durante todo el ejercicio y evita hacer rebotar la barra en tu pecho o arquear la espalda en exceso.

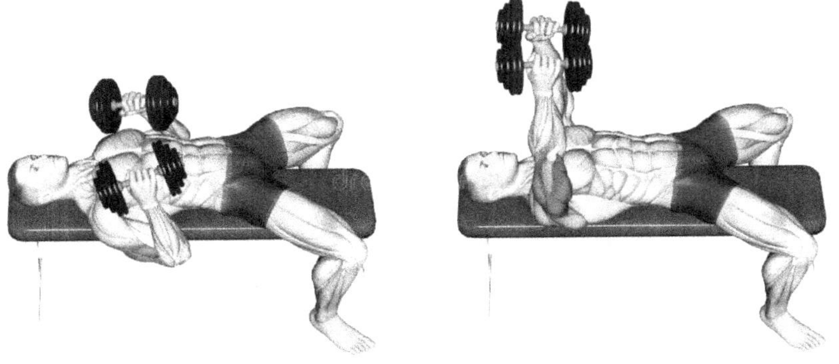

Press con Mancuernas en Banco Plano:

1. Acuéstate en un banco con los pies apoyados en el suelo y la cabeza, los hombros y el trasero en contacto con el banco.

2. Sostén una mancuerna en cada mano con las palmas de las manos hacia afuera y los brazos extendidos sobre el pecho.

3. Baja lentamente las mancuernas hacia tu pecho doblando los codos hasta que estén en un ángulo de 90 grados.

4. Haz una pausa por un momento, luego empuja las mancuernas hacia atrás hasta la posición inicial extendiendo los brazos.

5. Repite esta acción la cantidad de veces que desees.

Asegúrate de mantener los codos cerca de tu cuerpo y las muñecas rectas durante todo el ejercicio. También es importante mantener el núcleo contraído y la espalda plana en el banco.

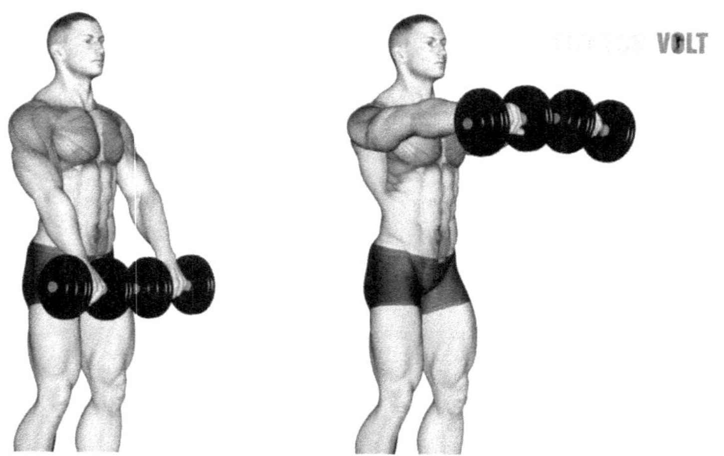

Elevaciones Frontales:

1. Párete con los pies separados al ancho de los hombros y sostén una mancuerna en cada mano.

2. Deja que tus brazos cuelguen rectos frente a ti con las palmas hacia tu cuerpo.

3. Mantén los codos ligeramente flexionados y levanta las mancuernas frente a ti, con los brazos rectos y las palmas hacia abajo.

4. Continúa levantando las mancuernas hasta que estén a la altura de los hombros.

5. Mantén la posición por un segundo, luego baja lentamente las mancuernas hasta la posición inicial.

6. Repite esta acción la cantidad de veces que desees.

Nota: Asegúrate de mantener los brazos rectos y evita balancearte o usar el impulso para levantar las pesas. Mantén el movimiento lento y controlado. También puedes realizar elevaciones frontales con un brazo a la vez si lo prefieres.

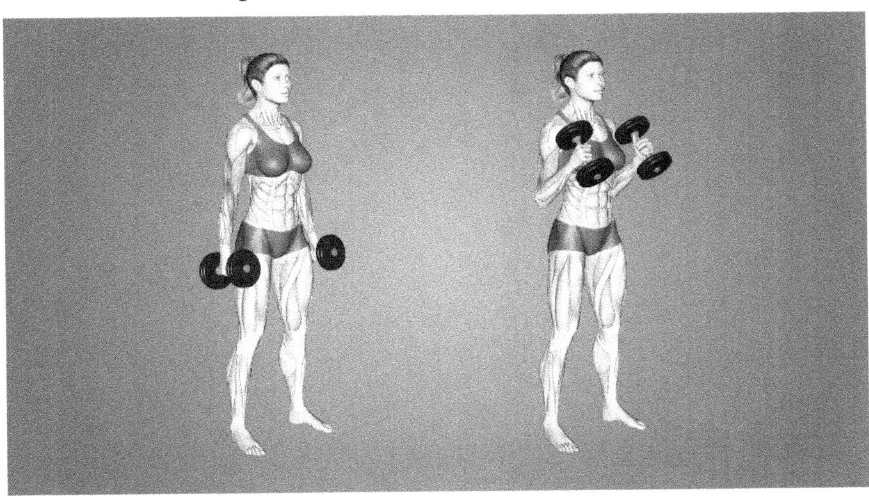

Curl de Martillo:

1. Párete derecho con los pies separados al ancho de los hombros y sostén una mancuerna en cada mano con las palmas hacia el cuerpo.

2. Mantén los codos cerca de tu cuerpo y levanta lentamente las pesas hasta la altura de los hombros mientras exhalas.

3. Mantén la contracción por un segundo, luego baja lentamente las pesas hasta la posición inicial mientras inhalas.

4. Repite esta acción la cantidad de veces que desees.

Es importante mantener los codos cerca del cuerpo y concentrarse en apretar los bíceps durante todo el movimiento. También puedes alternar los brazos o realizar el ejercicio con los dos brazos a la vez.

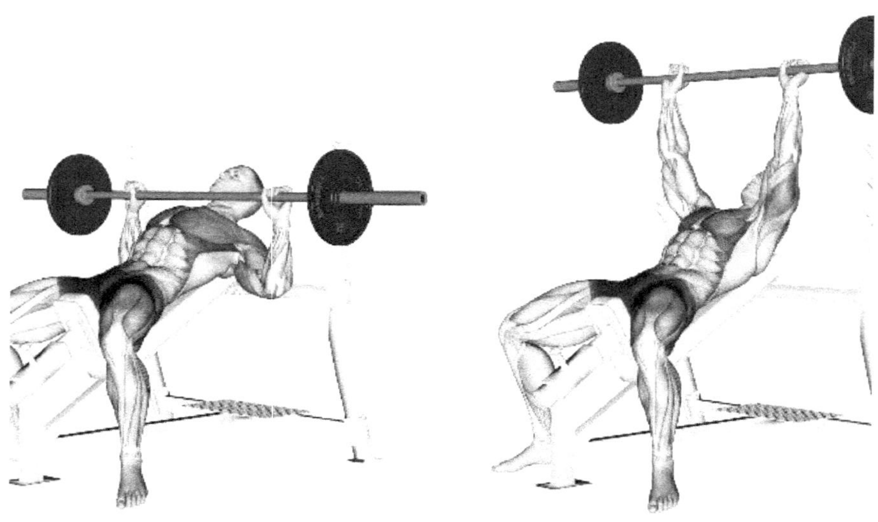

Press de banca inclinada con barra:

1. Ajusta el banco inclinado a un ángulo entre 30 y 45 grados.

2. Recuéstate en el banco con los pies planos en el suelo y agarra la barra con un agarre en prono (palmas hacia abajo) que esté un poco más ancho que el ancho de los hombros.

3. Saca la barra y bájala hasta la parte superior del pecho doblando los codos y manteniéndolos pegados a los costados.

4. Haz una pausa por un momento en la parte inferior del movimiento y luego presiona la barra hacia atrás hasta la posición inicial extendiendo los codos y contrayendo los músculos del pecho.

5. Repite esta acción la cantidad de veces que desees.

6. Una vez que hayas completado tu serie, coloca la barra en el soporte y levántate.

Nota: Es importante mantener la técnica correcta durante el ejercicio, lo que incluye mantener los hombros hacia atrás y hacia abajo, el pecho erguido y el núcleo contraído durante todo el movimiento. Además, evita bloquear los codos en la parte superior del movimiento, ya que esto puede ejercer una presión innecesaria sobre las articulaciones.

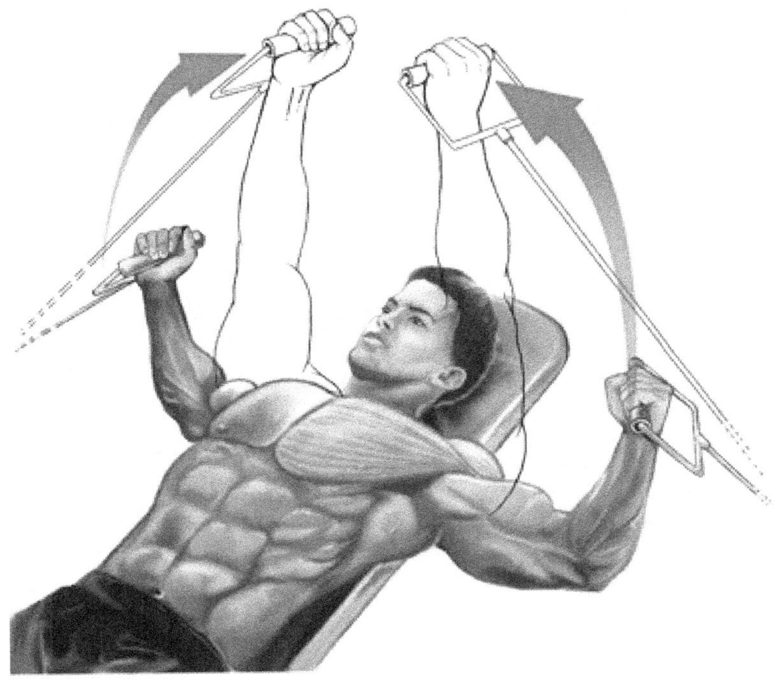

Apertura inclinada con polea:

1. Ajusta las poleas de la máquina de cable a la configuración más alta y coloca los agarres en cada extremo.

2. Siéntate en un banco inclinado y sujeta las manijas con las palmas hacia adelante.

3. Lleva los manillares hacia adelante en un movimiento circular hasta que se encuentren frente a tu pecho. Tus brazos deben estar ligeramente doblados en los codos.

4. Lleva lentamente las manijas a la posición inicial, manteniendo el control durante todo el movimiento.

5. Repite esta acción la cantidad de veces que desees.

Consejos:

- Mantén los codos ligeramente flexionados durante todo el ejercicio para evitar ejercer demasiada presión sobre las articulaciones.

- Concéntrate en contraer los músculos del pecho en la parte superior del movimiento.

- Evita usar demasiado peso, ya que esto puede comprometer tu postura y provocar lesiones.

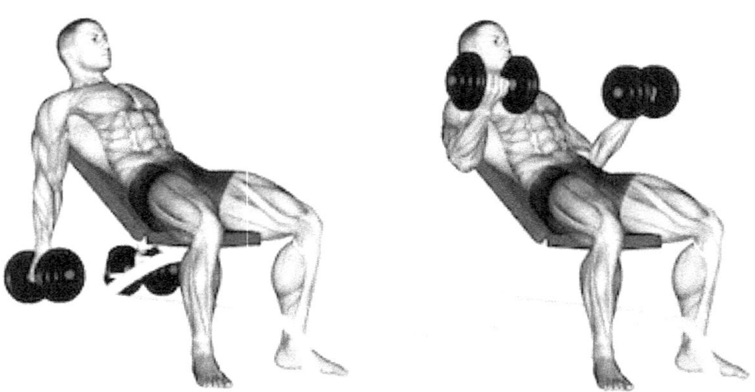

Curl de Bíceps Inclinado con Mancuernas:

1. Coloca un banco inclinado en un ángulo de 45 grados y siéntate en él con una mancuerna en cada mano.

2. Sostén las mancuernas con las palmas de las manos hacia adelante y los brazos completamente extendidos hacia el suelo.

3. Levanta las mancuernas hacia los hombros, manteniendo los codos cerca de los costados y las palmas de las manos hacia arriba.

4. Aprieta los bíceps en la parte superior del movimiento, luego baja lentamente las mancuernas hasta la posición inicial.

5. Repite esta acción la cantidad de veces que desees.

Nota: Es importante mantener la técnica correcta durante todo el ejercicio y evitar balancear los brazos o utilizar el impulso para levantar las pesas.

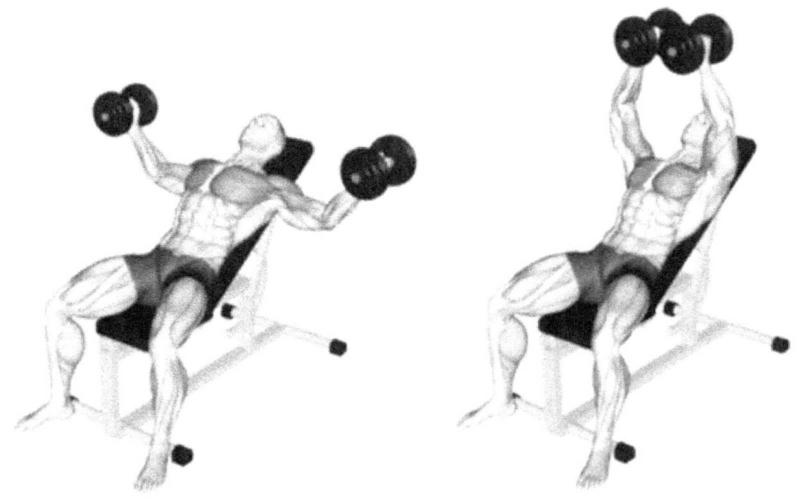

Aperturas con Mancuernas en Banco Inclinado:

1. Coloca un banco ajustable en un ángulo de 30 a 45 grados y acuéstate sobre él con una mancuerna en cada mano.

2. Comienza con las mancuernas sostenidas sobre tu pecho, con las palmas mirándose entre sí.

3. Baja lentamente las mancuernas hacia los lados, manteniendo los codos ligeramente doblados, hasta que sientas un estiramiento en los músculos del pecho.

4. Haz una pausa brevemente en el punto más bajo del movimiento, luego eleva las mancuernas de vuelta a la posición inicial.

5. Repite esta acción la cantidad de veces que desees.

Es importante utilizar un peso que puedas manejar sin hacer movimientos bruscos o balancear los brazos. Mantén tus movimientos lentos y controlados, y enfócate en usar los músculos del pecho para mover las pesas en lugar de tus brazos o hombros.

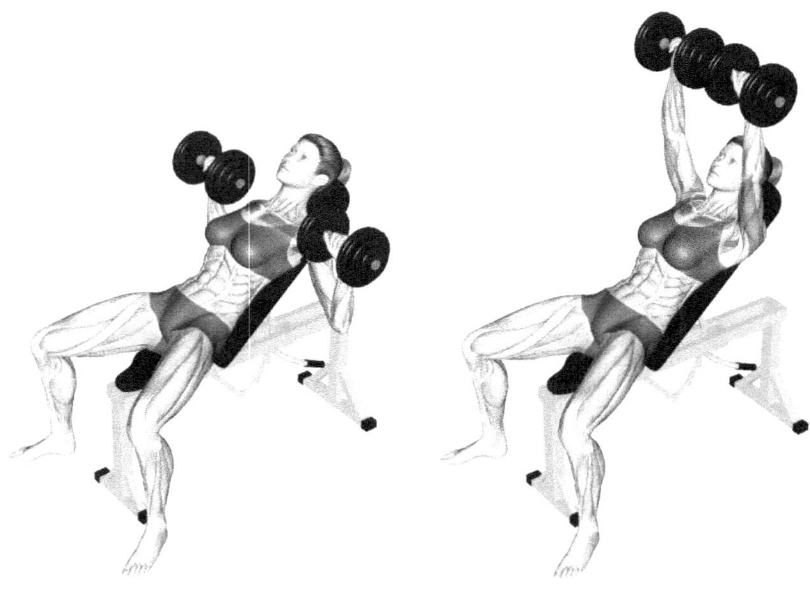

Press con Mancuernas en Banco Inclinado:

1. Ajusta un banco inclinado a un ángulo de 45 grados.

2. Siéntate en el banco y toma una mancuerna en cada mano.

3. Acuéstate en el banco y levanta las mancuernas por encima de tu pecho con las palmas de las manos hacia adelante.

4. Baja las pesas a los lados de tu pecho mientras mantienes los codos en un ángulo de 45 grados con respecto a tu cuerpo.

5. Presiona las mancuernas de vuelta a la posición inicial.

6. Repite esta acción la cantidad de veces que desees.

Recuerda involucrar los músculos del pecho durante todo el ejercicio y mantener los codos pegados y apuntando hacia abajo. También es importante seleccionar un peso que te desafíe pero que te permita mantener una forma adecuada durante todo el ejercicio.

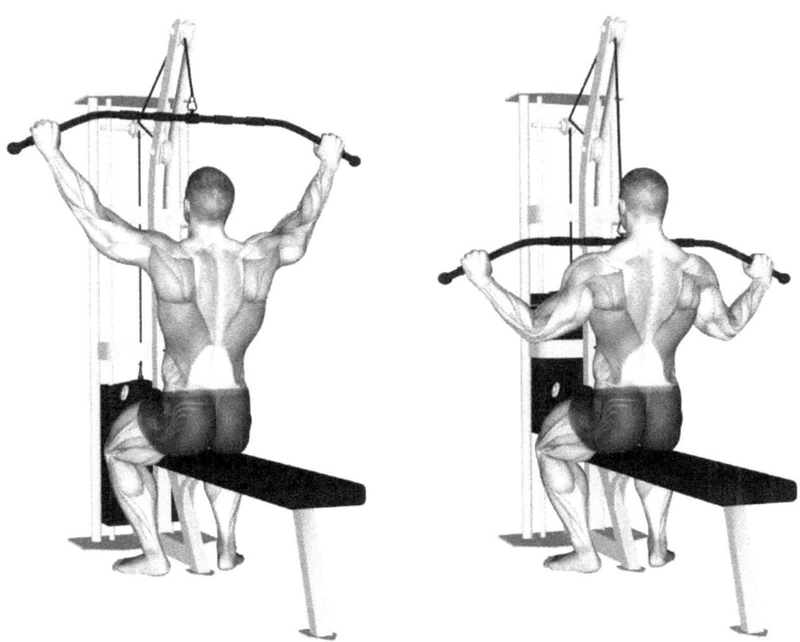

Polea al Pecho:

1. Siéntate en una máquina de polea al pecho y ajusta la almohadilla de la rodilla para que encaje cómodamente contra tus muslos.

2. Sujeta la barra con un agarre en prono (las palmas de las manos mirando hacia el otro lado de usted) o en supinación (palmas hacia ti), ligeramente más ancho que el ancho de los hombros.

3. Mantén tu espalda recta pero inclínate un poco hacia atrás y tira de los omóplatos hacia abajo y juntos.

4. Comienza el ejercicio con los brazos completamente extendidos y la barra en la parte superior del pecho.

5. Tira de la barra hacia tu pecho, concentrándote en comprometer los músculos de la espalda y manteniendo los codos cerca de tu cuerpo.

6. Haz una pausa brevemente en el punto más bajo del movimiento, luego libera lentamente la barra a la posición inicial.

7. Repite esta acción la cantidad de veces que desees.

Recuerda mantener la espalda recta durante todo el ejercicio y evite usar el impulso o balancear tu cuerpo para mover la barra. Además, evita inclinarte demasiado hacia atrás o hacia adelante, ya que esto puede desviar la atención de los músculos de la espalda y aumentar el riesgo de lesiones.

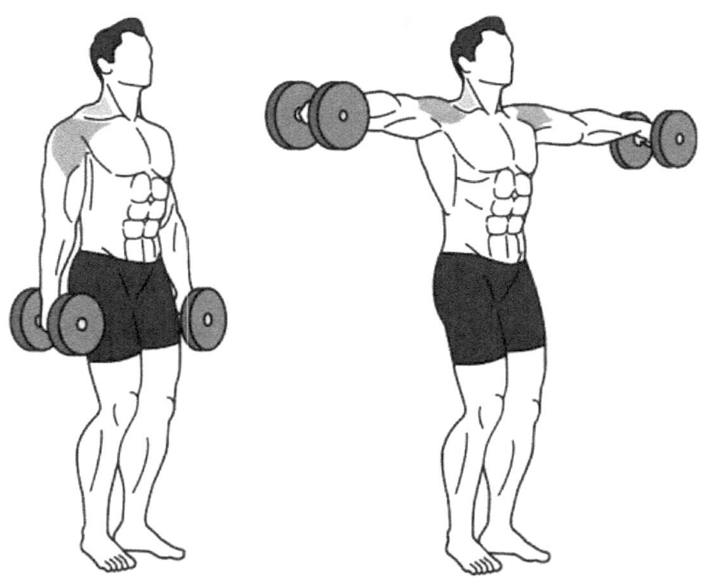

Elevaciones Laterales:

Las elevaciones laterales, también conocidas como elevaciones de lado, son un ejercicio de aislamiento que se enfoca en la cabeza lateral (o lateral) de los músculos del hombro. Así es cómo se realizan las elevaciones laterales:

1. Párate con los pies separados al ancho de los hombros, sosteniendo una mancuerna en cada mano con las palmas hacia los muslos.

2. Mantén los brazos rectos y levanta lentamente las pesas hacia los lados hasta que lleguen al nivel de los hombros. Exhala mientras levantas las pesas.

3. Mantén la posición por un segundo, luego baja lentamente las pesas a la posición inicial, inhalando mientras lo haces.

4. Repite esta acción la cantidad de veces que desees.

Asegúrate de mantener los codos ligeramente flexionados durante todo el ejercicio para evitar ejercer demasiada presión sobre las articulaciones de los hombros. Además, ten cuidado de no balancear las pesas ni utilizar el impulso para levantarlas.

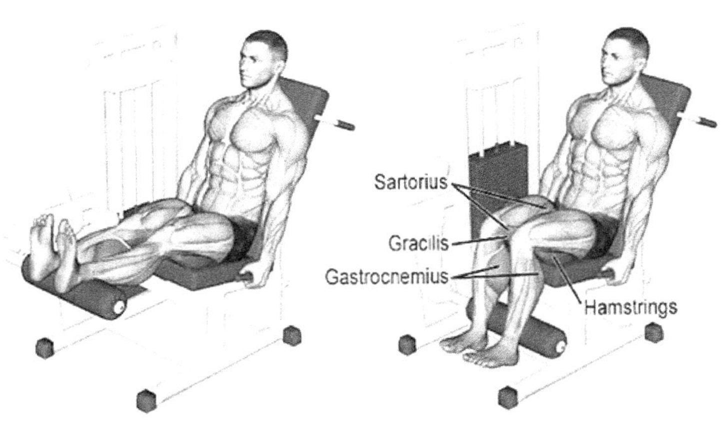

Curl de Piernas:

1. Ajusta la máquina de curl de piernas: Siéntate en la máquina con tus rodillas en el borde del asiento y el almohadillado inferior apoyado en tus tobillos.

2. Selecciona el peso adecuado: Elige un peso que sea desafiante pero manejable para tu nivel de condición física.

3. Sujétate de las manijas de la máquina para apoyo y lentamente flexiona tus piernas hacia tus glúteos.

4. Mientras doblas las piernas, aprieta los músculos de los isquiotibiales y mantén la posición durante uno o dos segundos.

5. Baja lentamente las piernas hasta la posición inicial.

6. Repite esta acción la cantidad de veces que desees antes de tomar un descanso.

Es importante mantener la técnica correcta durante todo el ejercicio y evitar usar el impulso o balancear las piernas para levantar el peso.

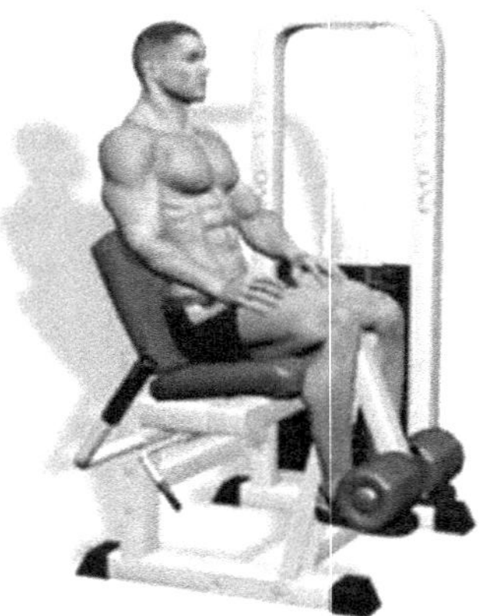 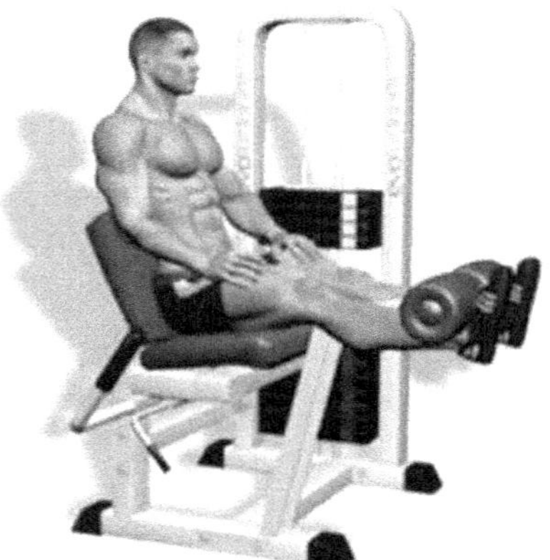

Extensiones de Piernas:

1. Ajusta la máquina de extensión de piernas de acuerdo con el tamaño de tu cuerpo y establece el peso que deseas levantar.

2. Siéntate en la máquina con la espalda recta y los pies debajo del almohadillado para los pies.

3. Sujeta las manijas o los lados del asiento con las manos y activa los músculos centrales.

4. Extiende las piernas frente a ti, alejando la almohadilla del pie de tu cuerpo.

5. Haz una breve pausa en la parte superior del movimiento, luego baja lentamente el peso hasta la posición inicial, asegurándote de mantener las rodillas ligeramente dobladas.

6. Repite esta acción la cantidad de veces que desees, generalmente 3 series de 12-15 repeticiones.

Al realizar extensiones de piernas, es importante mantener la espalda recta y los músculos centrales contraídos para evitar forzar la zona lumbar. Evita bloquear las rodillas en la parte superior del movimiento y no uses el impulso para levantar el peso.

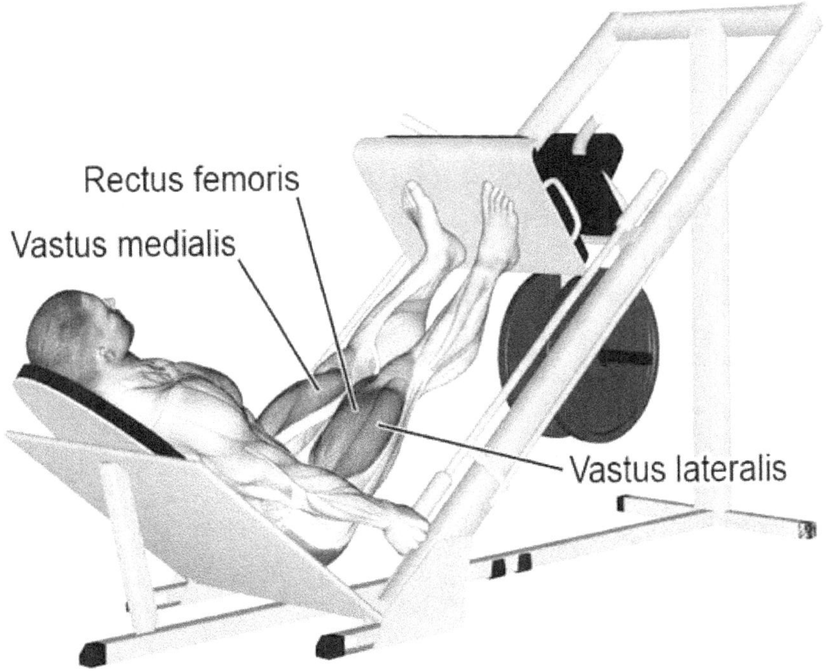

Press de Piernas:

1. Siéntate en la máquina de prensa de piernas con la espalda completamente apoyada en el respaldo y los pies en la plataforma a una distancia aproximadamente igual al ancho de los hombros.

2. Ajusta el asiento de manera que tus rodillas estén dobladas en un ángulo de 90 grados cuando tus pies estén planos sobre el reposapiés.

3. Toma las manijas a ambos lados del asiento y empuja el reposapiés lejos de ti, estirando las piernas.

4. Baja lentamente el reposapiés hacia abajo hasta que tus rodillas estén nuevamente en un ángulo de 90 grados.

5. Repite esta acción la cantidad de veces que desees.

Asegúrate de mantener la espalda plana contra el respaldo durante todo el ejercicio y evita bloquear tus rodillas en la parte superior del movimiento. Puedes ajustar el peso de la máquina para aumentar o disminuir la resistencia.

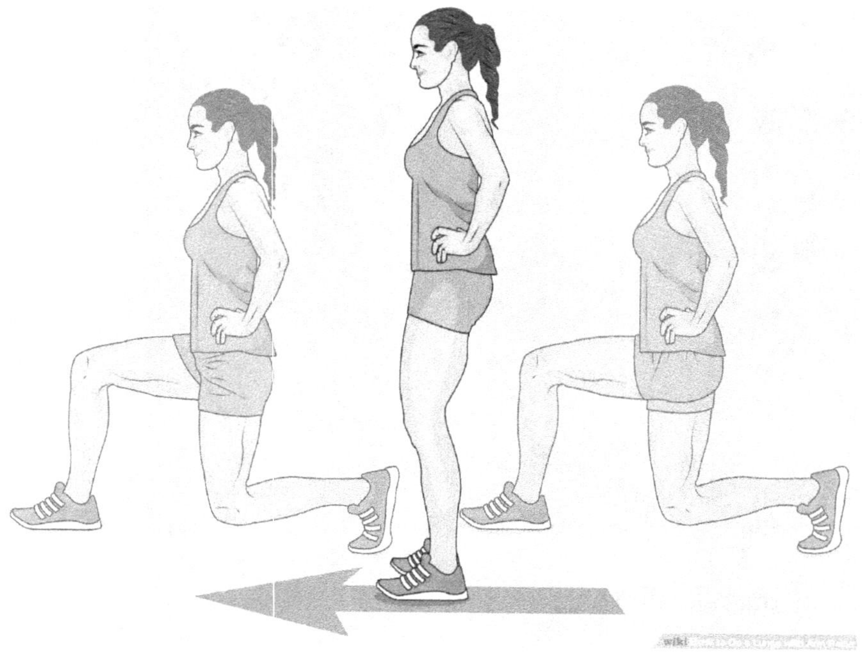

Estocadas:

1. Párate derecho con los pies separados a la altura de las caderas.

2. Da un gran paso adelante con el pie derecho, manteniendo la espalda recta.

3. Baja lentamente tu cuerpo hasta que tu rodilla derecha esté en un ángulo de 90 grados y tu rodilla izquierda casi toque el suelo.

4. Mantén tu peso sobre el talón derecho y empuja hacia atrás hasta la posición inicial.

5. Repite con la pierna izquierda.

Asegúrate de mantener el torso recto, los hombros relajados y la rodilla delantera por encima del tobillo para evitar lesiones. Puedes agregar pesas, como mancuernas o una barra, para aumentar la intensidad del ejercicio.

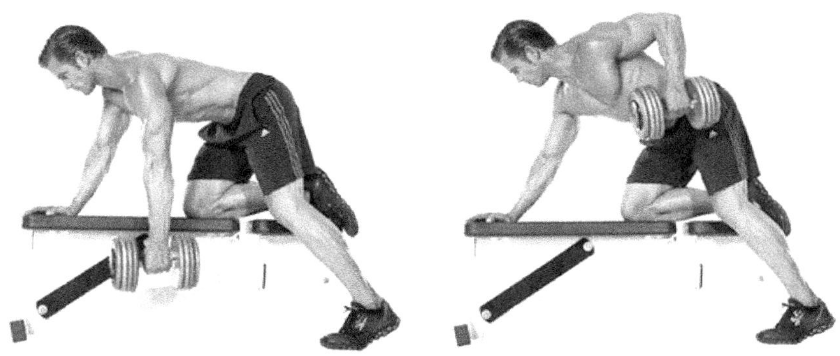

Remo con Mancuerna a Una Mano:

1. Párate con los pies a la anchura de los hombros y sostén una mancuerna en una mano con un agarre por encima de la mano.

2. Doble la cintura hasta que la parte superior de tu cuerpo esté casi paralela al piso y mantén la espalda recta.

3. Coloca tu mano opuesta en un banco o una superficie estable para apoyar tu cuerpo.

4. Mantén la parte superior del brazo cerca de tu cuerpo y el codo doblado en un ángulo de 90 grados.

5. Levanta la mancuerna hacia la cadera, manteniendo el codo cerca del cuerpo y el omóplato contraído.

6. Haz una pausa por un segundo en la parte superior del movimiento, luego baja lentamente el peso.

7. Repite esta acción la cantidad de veces que desees, luego cambia al otro brazo.

Es importante mantener la postura correcta durante todo el ejercicio y evitar balancear el cuerpo o utilizar el impulso para levantar el peso. Puedes aumentar la dificultad del ejercicio usando un peso más pesado o ralentizando el movimiento para concentrarte en la contracción de tus músculos.

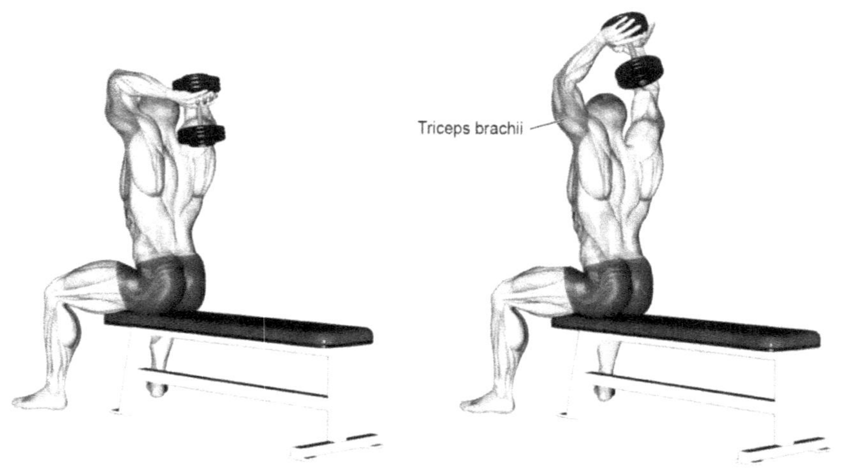

Extensión con Mancuernas por Encima de la Cabeza:

1. Siéntate en un banco o párate con los pies separados al ancho de los hombros, sosteniendo una mancuerna con ambas manos.

2. Levanta la mancuerna por encima de la cabeza, extendiendo los brazos por completo con las palmas hacia arriba.

3. Baja lentamente el peso detrás de la cabeza doblando los codos, manteniéndolos cerca de la cabeza.

4. Haz una pausa en la parte inferior del movimiento y luego estira los brazos, volviendo a la posición inicial.

5. Repite esta acción la cantidad de veces que desees.

Es importante usar un peso que puedas manejar cómodamente y con la técnica correcta. Evita bloquear los codos o dejar que la parte superior de los brazos se desplace hacia adelante durante el movimiento.

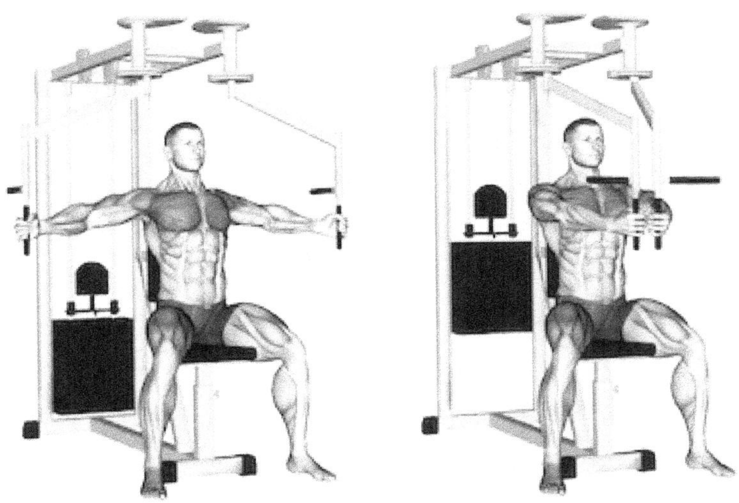

Mariposa o Press de Pecho Sentado:

1. Siéntate en la máquina Pec Deck y ajusta el asiento para que tus antebrazos estén paralelos al suelo cuando agarres las manijas.

2. Ajusta el peso de la máquina a un nivel cómodo y luego agarra las manijas con un agarre por encima de la mano.

3. Lentamente junta las manijas frente a tu pecho mientras mantienes los codos ligeramente doblados. Concéntrate en apretar los músculos de tu pecho mientras juntas las manijas.

4. Mantén la contracción máxima durante un segundo y luego suelta lentamente las manijas de regreso a la posición inicial, deteniéndote justo antes de que la pila de pesas se toque.

5. Repite esta acción la cantidad de veces que desees.

Recuerda utilizar un peso que te permita realizar el ejercicio con la técnica correcta, y siempre calienta antes de iniciar tu entrenamiento.

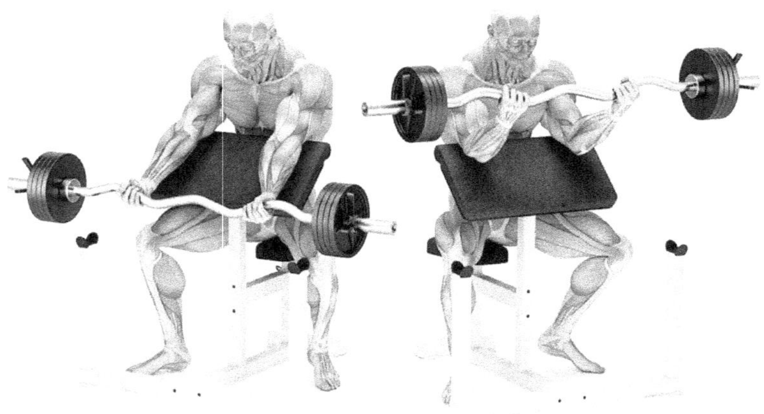

Curl de Predicador:

1. Posiciona el banco de tal manera que la altura esté al nivel de tu pecho superior. Ajusta la altura del asiento para que tus axilas descansen cómodamente en la parte superior de la almohadilla del banco.

2. Selecciona el peso adecuado para tu nivel de condición física y conéctalo a la barra.

3. Siéntate en el banco y ubícate de tal manera que la parte superior de tus brazos descanse sobre la almohadilla y tus axilas estén en la parte superior de la almohadilla.

4. Toma la barra con un agarre supino (palmas hacia arriba), con las manos separadas a la anchura de los hombros.

5. Lentamente, realiza el curl levantando el peso hacia tus hombros mientras mantienes tus brazos superiores y codos estacionarios. Concéntrate en apretar tus bíceps en la parte superior del movimiento.

6. Baja lentamente el peso hasta la posición inicial, extendiendo completamente los brazos.

7. Repite esta acción la cantidad de veces que desees antes de descansar y continuar con series adicionales.

Nota: Es importante mantener los codos fijos y evitar balancearse o usar el impulso para levantar el peso. Además, asegúrate de usar un peso adecuado para tu nivel de condición física para evitar lesiones.

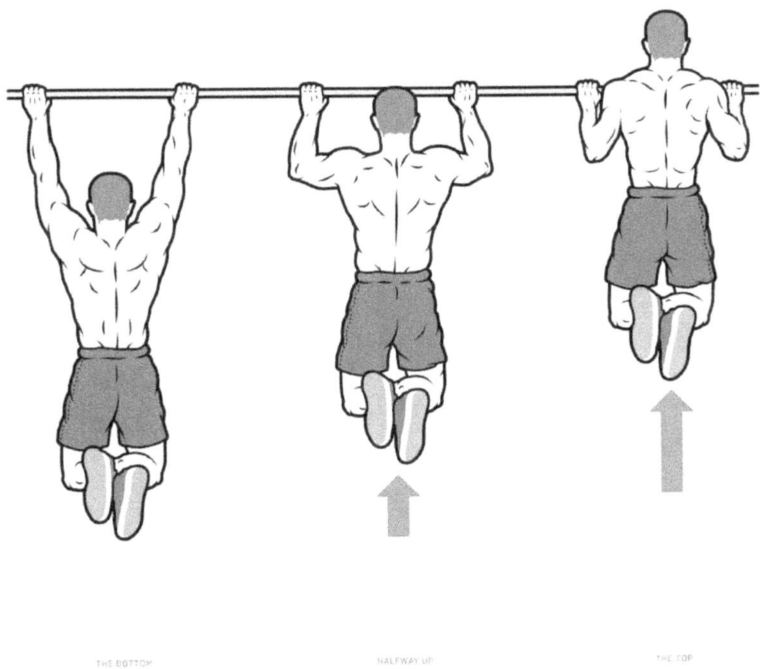

Dominadas:

1. Necesitas una barra situada a tal altura del suelo que te permita colgarte sin que tus pies lleguen a tocarlo. Puedes optar por

una barra instalada en el marco de una puerta o por una barra propia de un gimnasio.

2. Estírate y agarra la barra con las palmas de las manos mirando hacia el lado opuesto de tu cuerpo. Tus manos deben estar un poco más separadas que el ancho de los hombros.

3. Con los brazos totalmente extendidos, cuélgate de la barra. Esta es la posición inicial.

4. Activa los músculos de tu espalda y levanta tu cuerpo hacia la barra hasta que tu barbilla esté por encima de la barra.

5. Baja lentamente a la posición inicial. Mantén tus músculos activados y bajo control.

6. Repite esta acción la cantidad de veces que desees.

Consejos:

- Mantén tu núcleo activado durante todo el ejercicio para mantener una buena forma y evitar balancearse.

- No uses el impulso para balancear tu cuerpo hacia la barra. Esto desviará la atención de los músculos que estás tratando de trabajar y puede aumentar el riesgo de lesiones.

- Si tienes dificultades para hacer una dominada completa, comienza con dominadas asistidas usando una banda de resistencia o saltando hasta la parte superior del movimiento y bajando lentamente.

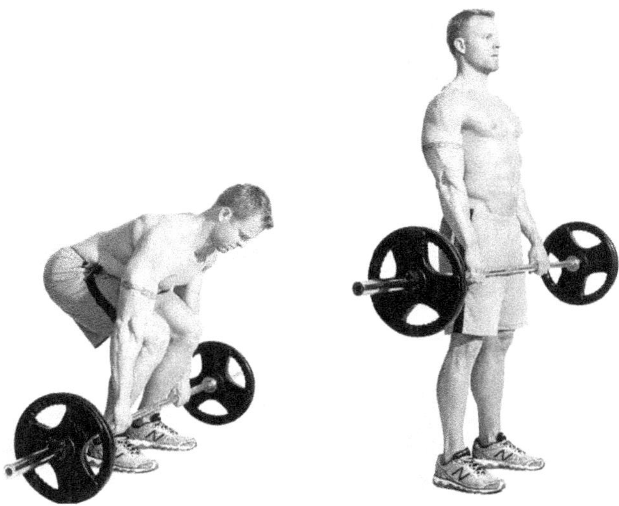

Peso Muerto Rumano:

Los pesos muertos rumanos (RDL, por sus siglas en inglés) son un ejercicio excelente para desarrollar los músculos isquiotibiales, los glúteos y la zona lumbar. Aquí te explico cómo realizarlo:

1. Comienza parándote erguido con los pies separados al ancho de los hombros y sosteniendo una barra frente a los muslos con un agarre en prono (por encima de la mano).

2. Mantén los brazos rectos y los hombros hacia atrás y hacia abajo.

3. Aprieta el núcleo y los glúteos y gira las caderas, empujando las caderas hacia atrás mientras mantienes el pecho erguido.

4. Baja la barra por las piernas mientras mantienes la espalda recta hasta que sientas un estiramiento en los isquiotibiales.

5. Haz una pausa por un segundo en la parte inferior del movimiento y luego levanta lentamente la barra hasta la posición inicial empujando las caderas hacia adelante.

6. Mantén la barra cerca de tu cuerpo durante todo el movimiento y las rodillas ligeramente flexionadas.

7. Repite esta acción la cantidad de veces que desees.

Es importante tener en cuenta que los RDL son un ejercicio desafiante que requiere una técnica adecuada para evitar lesiones. Se recomienda comenzar con un peso más ligero y concentrarse en dominar el movimiento antes de agregar más peso. Además, si tienes problemas de espalda baja o restricciones de movilidad, es mejor consultar con un profesional del fitness antes de intentar este ejercicio.

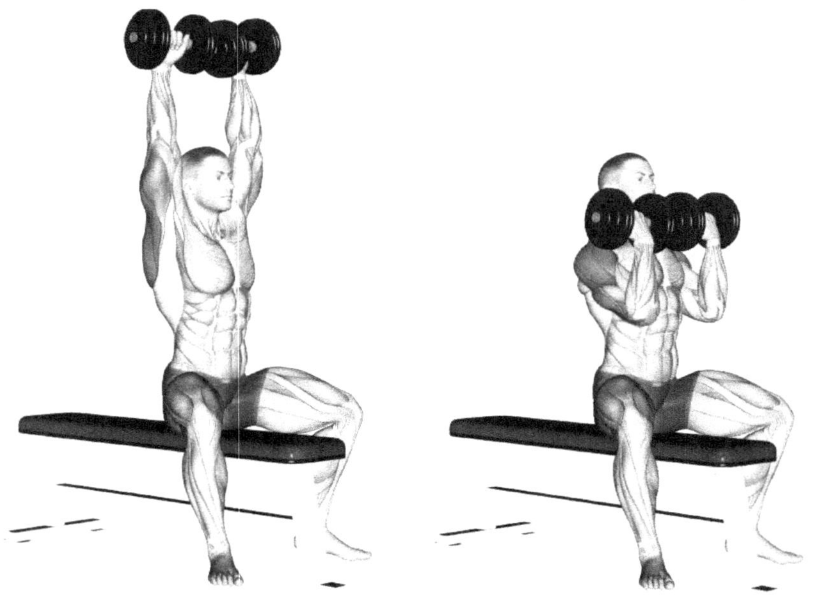

Press de Arnold Sentado:

1. Comienza sentándote en un banco con respaldo y sosteniendo un par de mancuernas a la altura de los hombros, con las palmas de las manos hacia el cuerpo y los codos flexionados.

2. Levanta lentamente las mancuernas y gire las muñecas mientras lo haces, de modo que las palmas de las manos miren hacia afuera en la parte superior del movimiento.

3. Presiona las mancuernas hacia arriba, sobre tu cabeza, manteniendo tus palmas mirando hacia afuera durante todo el movimiento.

4. Baja lentamente las mancuernas hasta la altura de los hombros mientras giras las muñecas para volver a la posición inicial.

5. Repite esta acción la cantidad de veces que desees.

Nota: El Press de Arnold Sentado es una variación del tradicional press de hombros que agrega un rango adicional de movimiento al ejercicio al incorporar una rotación de muñeca. Se dirige a los hombros, tríceps y músculos de la parte superior de la espalda. Asegúrate de usar un peso que puedas controlar cómodamente durante todo el movimiento y evita usar el impulso o arquear la espalda para levantar el peso.

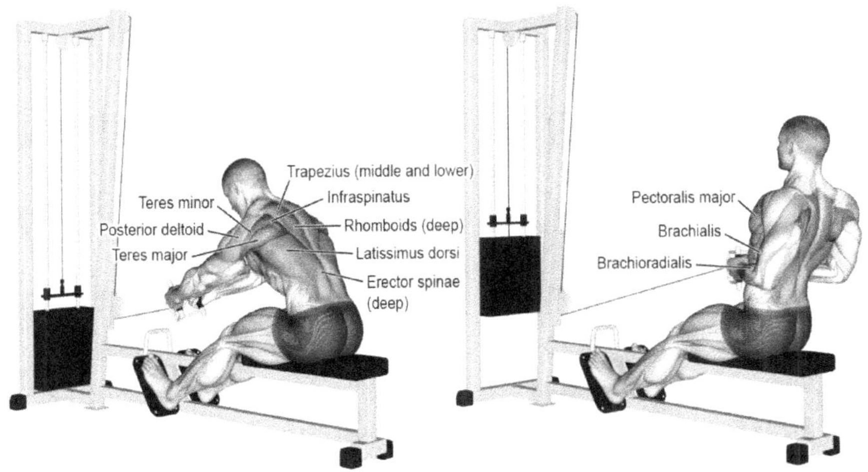

Remo Sentado en Máquina de Polea:

1. Siéntate en el asiento de la máquina de remo con polea con los pies firmemente apoyados en la plataforma y las rodillas ligeramente dobladas.

2. Ajusta el reposapiés para asegurarte de que tus rodillas estén dobladas en un ángulo de alrededor de 90 grados.

3. Toma los mangos de los cables con ambas manos usando un agarre en prono.

4. Siéntate derecho con los hombros hacia atrás y hacia abajo y el pecho hacia afuera.

5. Tira de las manijas de la polea hacia tu cuerpo, manteniendo los codos cerca de los costados y apretando los omóplatos.

6. Haz una pausa por un segundo en el punto máximo del movimiento, luego suelta lentamente a la posición inicial.

7. Repite esta acción la cantidad de veces que desees.

Nota: Mantén la espalda recta y evita inclinarte hacia adelante o hacia atrás durante el ejercicio. Además, asegúrate de involucrar los músculos centrales durante todo el movimiento.

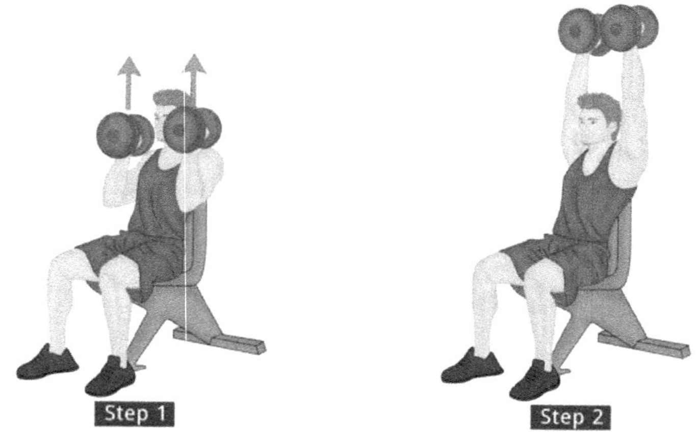

Press de Hombros con Mancuernas Sentado:

1. Siéntate en un banco con un respaldo que esté en posición vertical. Sostén una mancuerna en cada mano con un agarre en pronación (palmas hacia adelante) y llévalas a la altura de los hombros. Tus codos deben estar doblados y apuntando hacia los lados.

2. Empuja las mancuernas por encima de tu cabeza hasta que tus brazos estén completamente extendidos, pero no bloqueados. Asegúrate de mantener el torso contraído y la espalda recta.

3. Haz una breve pausa en la parte superior del movimiento, luego baja lentamente las mancuernas hasta la altura de los hombros.

4. Repite esta acción la cantidad de veces que desees.

5. Al terminar tu serie, coloca cuidadosamente las mancuernas en el suelo o pide ayuda a un compañero para bajarlas.

Consejos:

- Utiliza un peso que te desafíe, pero que aún puedas controlar durante todo el movimiento.

- Mantén los codos hacia los lados mientras presionas las mancuernas hacia arriba para ayudar a activar los hombros.

- Evita usar el impulso para levantar las pesas; concéntrate en usar los músculos de los hombros para mover las mancuernas.

- Exhala mientras presionas las pesas sobre tu cabeza e inhala mientras las vuelves a bajar.

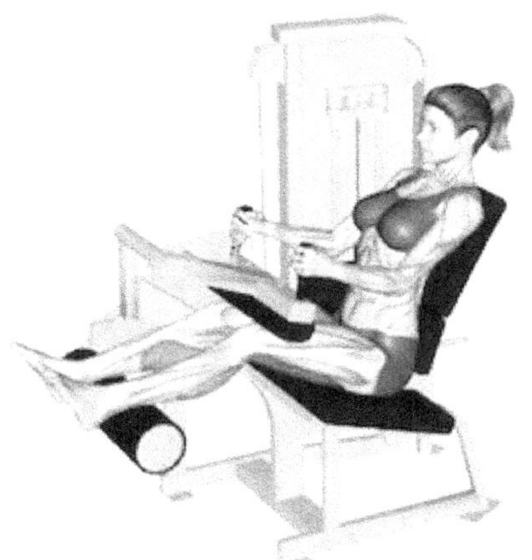 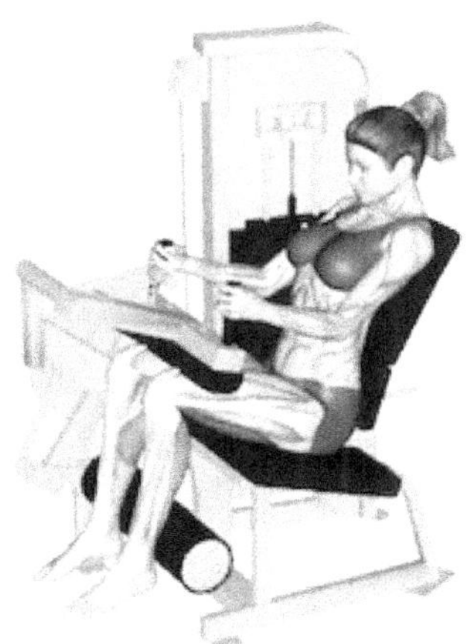

Curl de Piernas Sentado:

1. Ajusta la máquina a tu altura y asegúrate de que el respaldo esté en una posición cómoda.

2. Siéntate en la máquina con la espalda contra el respaldo y coloca la palanca acolchada en la parte trasera de tus tobillos. Tus piernas deben estar completamente extendidas frente a ti.

3. Sujeta las manijas en el costado de la máquina para ayudarte a mantener tu cuerpo estable.

4. Lentamente, lleva tus piernas hacia tus glúteos contrayendo los músculos isquiotibiales. Mantén tu espalda contra el respaldo y evita cualquier movimiento brusco o repentino.

5. Haz una pausa y por un momento cuando tus piernas estén completamente contraídas y luego baja lentamente la palanca a la posición inicial.

6. Repite esta acción la cantidad de veces que desees.

Nota: Asegúrate de usar un peso que te desafíe pero que aún sea manejable. Además, evita arquear la espalda o levantar las caderas del asiento durante el ejercicio.

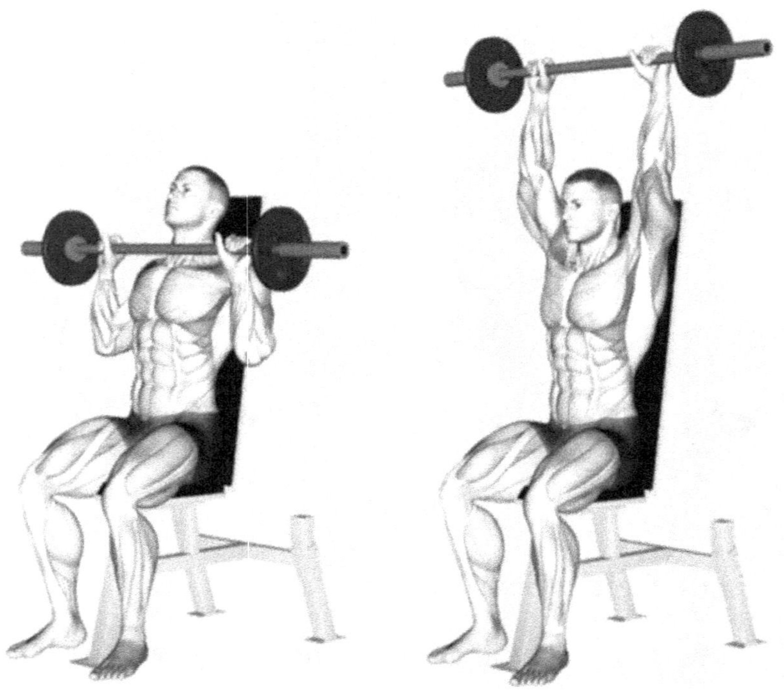

Press Militar Sentado:

1. Siéntate en un banco con respaldo y apoya los pies en el suelo.

2. Sostén una barra con un agarre ligeramente más ancho que el ancho de los hombros, con las palmas de las manos hacia adelante.

3. Levanta la barra y colócala a la altura de los hombros, apoyándola sobre la parte superior del pecho con los codos apuntando hacia adelante y ligeramente hacia afuera.

4. Toma una respiración profunda y activa tu núcleo.

5. Presiona la barra sobre tu cabeza extendiendo los brazos hacia arriba, manteniendo los codos cerca de la cabeza.

6. Mientras levantas la barra, exhala por la boca.

7. Una vez que la barra esté completamente extendida sobre la cabeza, haz una pausa por un momento y junta los omóplatos.

8. Baja lentamente la barra hacia la parte superior del pecho, inhalando mientras lo haces.

9. Repite esta acción la cantidad de veces que desees.

Nota: Mantén la espalda recta, la cabeza y el pecho erguidos, y el centro contraído durante todo el movimiento. Evita arquear la espalda o usar el impulso para levantar la barra. Es importante comenzar con un peso que puedas levantar con la postura adecuada y aumentar gradualmente el peso a medida que te vuelves más fuerte.

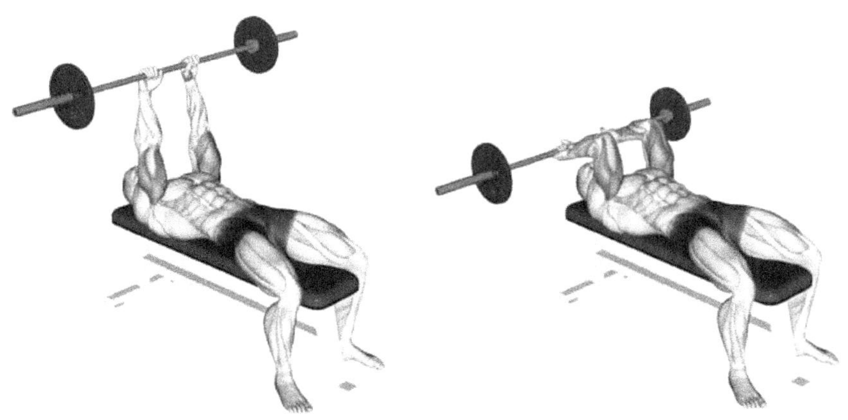

Extensión de Tríceps en Banco (Skull Crushers):

1. Acuéstate en un banco plano con los pies apoyados en el suelo y sostén una barra Z o una barra olímpica con un agarre en prono.

2. Extiende los brazos y sostén la barra directamente sobre tu frente con las palmas de las manos mirando hacia el lado contrario de la cara.

3. Manteniendo los codos en su lugar, baja lentamente la barra hacia la frente doblando los brazos en la articulación del codo.

4. Haz una pausa cuando la barra esté justo por encima de tu frente, luego extiende lentamente los brazos para volver a levantar la barra a la posición inicial.

5. Repite esta acción la cantidad de veces que desees.

Es importante mantener los codos estacionarios y cerca de la cabeza durante todo el ejercicio para asegurar que el enfoque permanezca en los tríceps. También puedes probar usar mancuernas en lugar de una barra Z o barra olímpica si eso es más cómodo para ti.

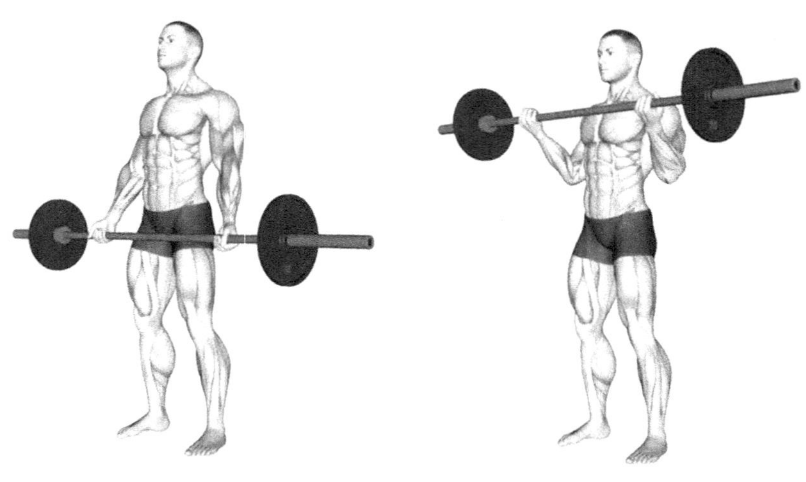

Curl de Bíceps con Barra de Pie:

1. Párete derecho con los pies separados al ancho de los hombros y los brazos extendidos hacia abajo frente a ti, sosteniendo una barra con ambas manos, palmas hacia arriba.

2. Mantén los codos cerca de tu cuerpo y las muñecas rectas.

3. Levanta lentamente la barra hacia tu pecho doblando los codos, mientras mantienes la parte superior de los brazos inmóvil.

4. Contrae tus bíceps en la parte superior del movimiento y mantén la posición por un segundo.

5. Baja lentamente la barra de regreso a la posición inicial, mientras mantienes los codos cerca de tu cuerpo y las muñecas rectas.

6. Repite esta acción la cantidad de veces que desees.

Asegúrate de usar la técnica correcta y evita balancear la barra o usar el impulso para levantar el peso. También puedes variar el ancho de tu agarre para apuntar a diferentes áreas de tus bíceps.

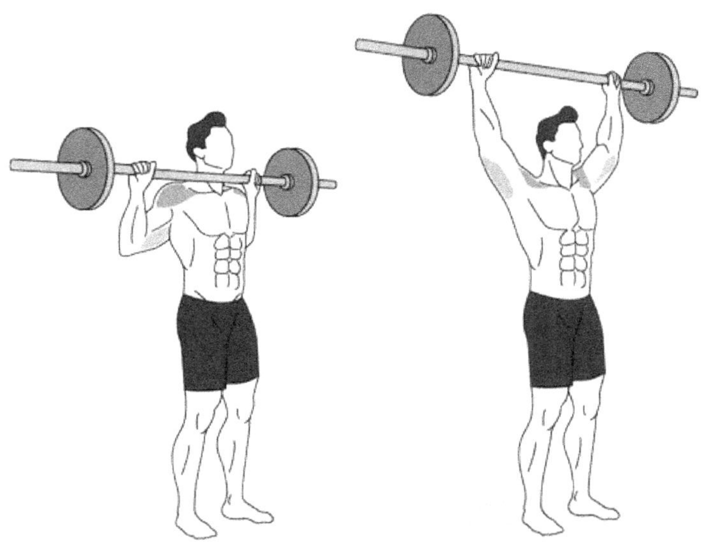

Press Militar de Pie:

1. Comienza de pie con los pies separados al ancho de los hombros y las rodillas ligeramente dobladas. Sostén la barra a la altura de los hombros con las palmas mirando hacia adelante y los codos apuntando hacia abajo.

2. Levanta la barra hacia arriba, extendiendo los brazos por encima de la cabeza hasta que estén completamente extendidos. Mantén tu núcleo contraído y tu espalda recta durante todo el movimiento.

3. Baja la barra hasta el nivel de los hombros, teniendo cuidado de mantener el control del peso mientras lo bajas.

4. Repite esta acción la cantidad de veces que desees.

Consejos:

- Comienza con un peso ligero y aumenta gradualmente el peso a medida que te sientas más cómodo con el ejercicio.

- Mantén los codos directamente debajo de la barra para evitar forzar las muñecas o los codos.

- Toma un agarre de la barra a la altura de los hombros o un poco más ancho.

- Busca un compañero o pide ayuda si no te sientes seguro con el peso que estás utilizando.

- Exhala mientras presionas la barra sobre tu cabeza e inhala mientras la vuelves a bajar.

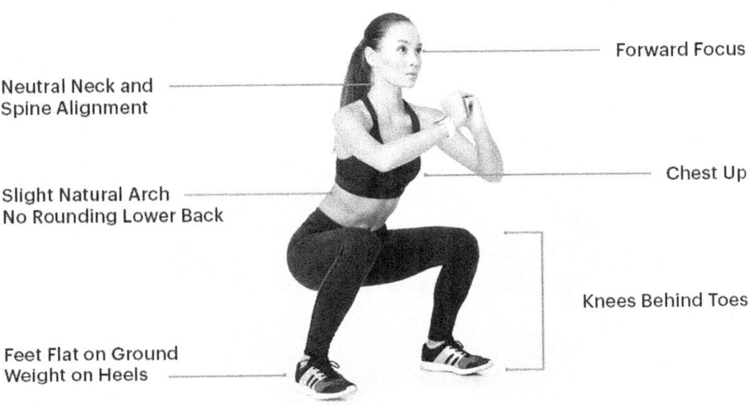

Sentadillas:

1. Comienza de pie con los pies separados al ancho de los hombros y los dedos de los pies apuntando ligeramente hacia afuera.

2. Sostén la barra en la parte superior de la espalda con las manos separadas al ancho de los hombros.

3. Toma una respiración profunda y refuerza tu núcleo.

4. Baja el cuerpo doblando las rodillas y las caderas, manteniendo la espalda recta y el pecho erguido.

5. Continúa descendiendo hasta que tus muslos estén paralelos al suelo.

6. Empuja a través de los talones y extiende las piernas para volver a levantarte, exhalando mientras lo haces.

7. Repite esta acción la cantidad de veces que desees.

Es importante mantener la postura correcta durante todo el ejercicio para evitar lesiones. Recuerda mantener la espalda recta, el pecho erguido y las rodillas alineadas con los dedos de los pies.

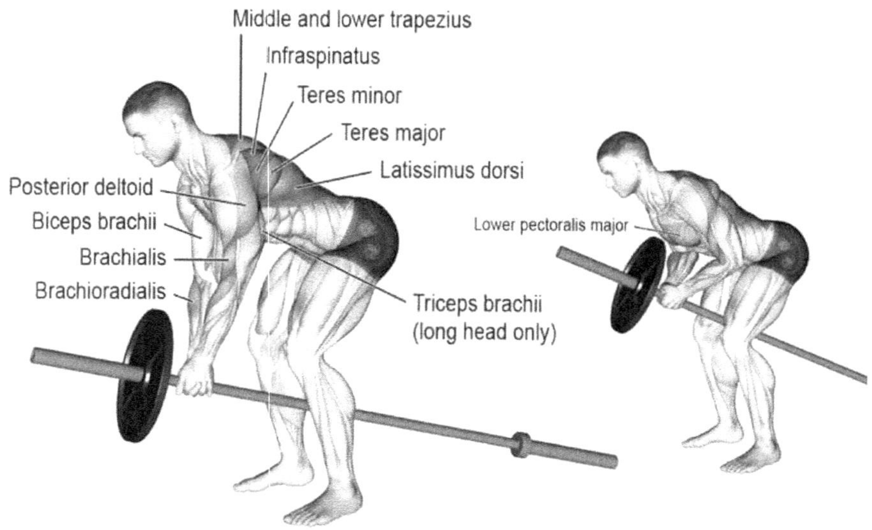

Remo con Barra en T:

1. Carga el peso deseado en el extremo de una máquina con barra T.

2. Colócate sobre la barra T con tus pies y flexiona ligeramente las rodillas.

3. Inclínate y toma las manijas con un agarre en prono, con las palmas hacia abajo y la espalda recta.

4. Tira de las manijas hacia tu pecho mientras mantienes los codos cerca de tu cuerpo, apretando los omóplatos mientras lo haces.

5. Haz una pausa en la parte superior del movimiento y luego baja las manijas a la posición inicial de manera controlada.

6. Repite esta acción la cantidad de veces que desees.

Consejos:

- Mantén tu núcleo contraído y tu espalda recta durante todo el movimiento.

- Evita sacudirte o usar el impulso para levantar el peso.

- Mantén los codos cerca del cuerpo para activar los músculos de la espalda con mayor eficacia.

- Exhala mientras levantas el peso e inhala mientras lo bajas.

- Comienza con un peso más ligero y aumenta gradualmente a medida que te sientas cómodo con el movimiento.

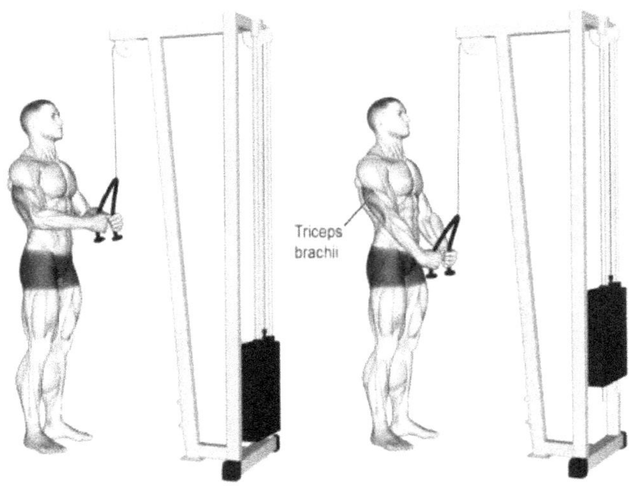

Extensiones de Tríceps con Cuerda en Polea:

1. Comienza por colocar una cuerda en la polea alta de la máquina de poleas y seleccionar un peso adecuado.

2. Párate frente a la máquina de poleas y toma la cuerda con ambas manos. Mantén tus palmas enfrentadas entre sí y tus manos cerca de tu frente.

3. Los pies deben estar separados al ancho de los hombros y las rodillas ligeramente flexionadas.

4. Tensa tu núcleo y mantén los codos cerca de la cabeza. Esta es tu posición inicial.

5. Extiende lentamente los brazos hacia abajo hasta que estén completamente extendidos, pero no bloqueados.

6. Haz una pausa por un momento y luego regresa lentamente a la posición inicial doblando los codos.

7. Repite esta acción la cantidad de veces que desees.

Es importante mantener los codos fijos y cerca de la cabeza durante todo el ejercicio para apuntar de manera efectiva a los tríceps. Puedes variar el agarre utilizando una barra recta o un accesorio de un solo mango.

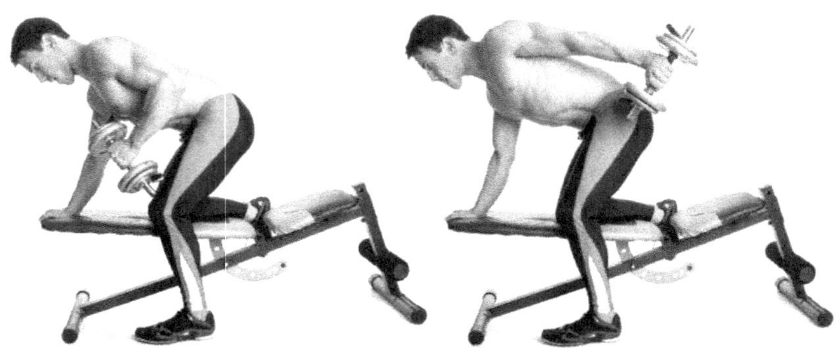

Extensión de Tríceps con Mancuerna:

1. Comienza sosteniendo una mancuerna con la mano derecha y párate con los pies separados al ancho de los hombros.

2. Dobla ligeramente las rodillas e inclínate hacia adelante a la altura de las caderas hasta que el torso quede casi paralelo al suelo. Mantén la espalda recta y la cabeza erguida.

3. Lleva tu brazo derecho hacia tu costado, manteniendo el codo doblado en un ángulo de 90 grados y la parte superior del brazo paralela a tu torso.

4. Inicia el movimiento estirando tu brazo detrás de ti, manteniéndolo cerca de tu cuerpo, hasta que todo tu brazo esté recto y paralelo al suelo.

5. Mantén la contracción por un segundo y luego baja lentamente la mancuerna a la posición inicial.

6. Repite esta acción la cantidad de veces que desees y luego cambia de lado.

Consejos:

- Mantén la parte superior del brazo inmóvil durante todo el ejercicio y solo mueva el antebrazo.

- Mantén tu núcleo contraído y tu espalda recta para evitar cualquier tensión en tu espalda baja.

- Exhala mientras extiendes el brazo e inhala mientras lo vuelves a bajar a la posición inicial.

- Evita balancear la mancuerna mientras realizas el ejercicio.

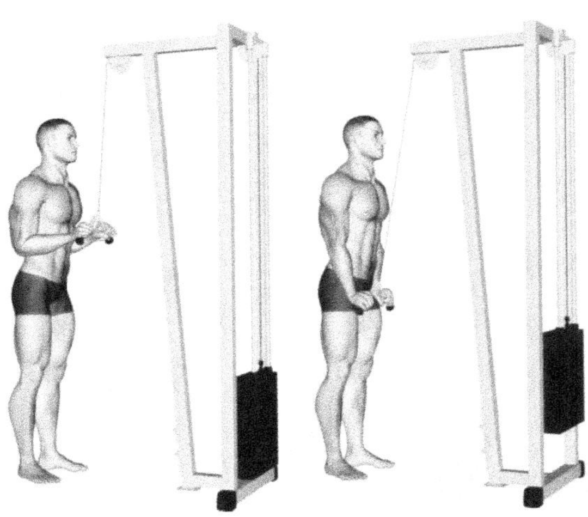

Extensión de Tríceps en Polea Alta con Barra:

1. Párate frente a una máquina de polea con una barra recta unida a la polea alta.

2. Sujeta la barra con un agarre en prono (palmas hacia abajo) y las manos separadas al ancho de los hombros.

3. Lleva los codos a los costados y asegúrate de que estén fijos durante todo el ejercicio.

4. Comienza el ejercicio con la barra a la altura del pecho.

5. Empuja la barra hacia abajo extendiendo los codos, pero sin bloquearlos en la parte inferior del movimiento.

6. Haz una breve pausa en la parte inferior del movimiento, luego regresa lentamente la barra a la posición inicial.

7. Repite esta acción la cantidad de veces que desees.

Recuerda mantener la espalda recta y el núcleo contraído durante todo el ejercicio. Además, evita usar el impulso o balancear tu cuerpo para mover la barra, ya que esto puede desviar el enforque de tus tríceps y aumentar el riesgo de lesiones.

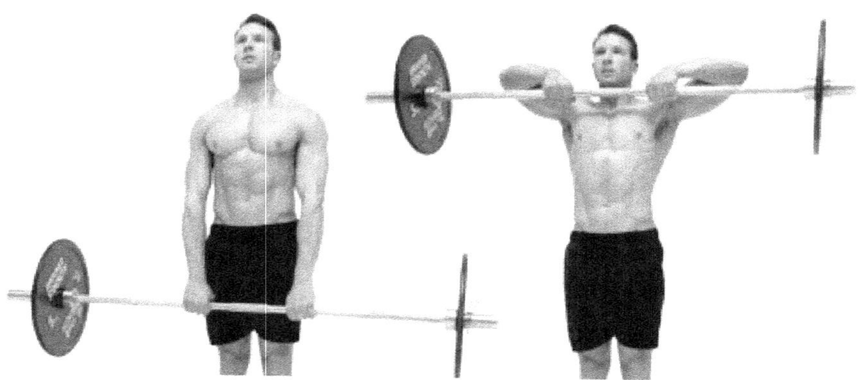

Remo al Mentón con Barra:

1. Párate con los pies separados al ancho de los hombros y agarra una barra con un agarre en prono, con las manos un poco más estrechas que el ancho de los hombros.

2. Sostén la barra frente a tus muslos, con los brazos extendidos y las palmas de las manos mirando hacia el cuerpo.

3. Manteniendo los codos cerca de tu cuerpo, exhala y levanta la barra hacia tu barbilla, guiando con los codos.

4. Continúa levantando hasta que la barra casi toque tu barbilla, luego mantén por un momento.

5. Inhala y baja lentamente la barra hasta la posición inicial.

6. Repite esta acción la cantidad de veces que desees.

Es importante mantener los codos altos y cerca del cuerpo durante todo el ejercicio para trabajar los músculos de los hombros y evitar lesiones. Evita usar el impulso o balancear tu cuerpo para levantar el peso.

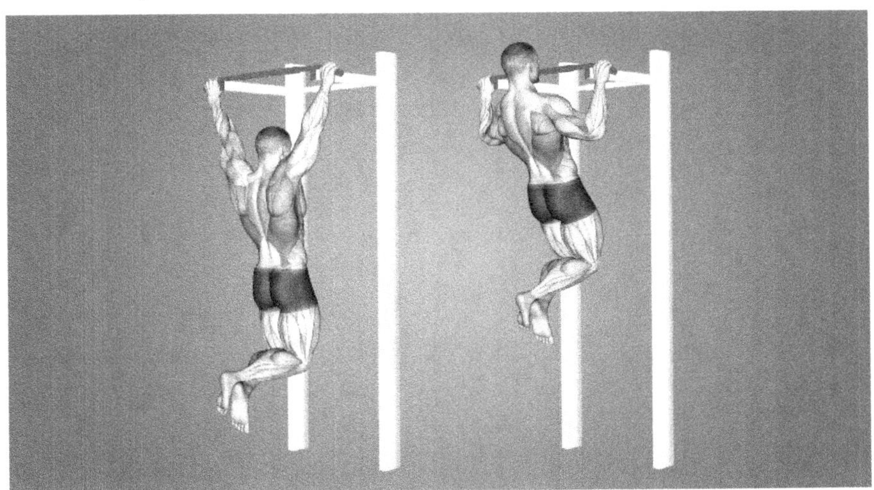

Dominadas con Agarre Amplio:

1. Comienza agarrando la barra de dominadas con las palmas de las manos mirando hacia afuera y con las manos un poco más separadas que el ancho de los hombros.

2. Cuélgate de la barra con los brazos totalmente extendidos y los pies despegados del suelo.

3. Activa tus músculos abdominales y elévate hacia la barra hasta que tu barbilla sobrepase la barra.

4. Haz una pausa por un segundo en la parte superior del movimiento, luego baja lentamente a la posición inicial con los brazos completamente extendidos.

5. Repite esta acción la cantidad de veces que desees.

Es importante mantener la postura correcta durante todo el ejercicio para evitar lesiones y maximizar la eficacia del ejercicio. Mantén el pecho erguido y los hombros hacia atrás y evita balancear el cuerpo o utilizar el impulso para ayudarte a completar el movimiento.